SOURCES MINÉRALES

DE

KISSINGEN

DANS LE ROYAUME DE BAVIÈRE

DÉCRITES

PAR J. WENDT,

DOCTEUR EN MÉDECINE, PROFESSEUR A LA FACULTÉ DE MÉDECINE DE
BRESLAU, CONSEILLER INTIME DE SA MAJ. LE ROI DE PRUSSE,
CHEVALIER DE PLUSIEURS ORDRES.

Orné d'une gravure sur acier représentant la nouvelle salle de conversation.

A KISSINGEN,

CHEZ BOLZANO.

1839.

À

SA MAJESTÉ

LE ROI DE BAVIÈRE

LOUIS Ier.

SIRE,

*Le haut degré d'affection que **VOTRE MAJESTÉ** a témoigné de nos jours aux eaux de Kissingen, a pour jamais assuré la prospérité de ces sources si richement dotées de la nature.*

*Ce qui ajoute encore au souvenir de mon séjour en ces lieux un charme ravissant qui ne peut être surpassé que par les sentimens de ma vive gratitude, c'est la bienveillance et la grâce avec lesquelles **VOTRE MA-JESTÉ** a bien voulu accueillir mes efforts pour faire prospérer Kissingen, approuver mes propositions, et agréer la respectueuse dédicace de cet écrit.*

*En mettant cet ouvrage au pied du trône
de VOTRE MAJESTÉ, j'ose La prier de
vouloir bien me continuer ses augustes bon-
tés, et croire au profond respect, avec lequel je ne cesserai d'être,*

SIRE,

DE VOTRE MAJESTÉ

le très-humble serviteur
WENDT.

Breslau, 20 mars
1837.

AVANT-PROPOS.

En moins de dix années il a paru sur les eaux de Kissingen deux écrits publiés par deux médecins vivant à l'étranger, l'un en 1828 par Elie de Siebold, et le mien. A l'apparition de l'ouvrage de Siebold on attribua une partie des éloges prodigués à ces sources à un sentiment national et à l'agréable souvenir d'une jeunesse passée sur le sol natal. Aucun de ces motifs n'a guidé ma plume. Je n'ai point à me dégager d'aucune obligation antérieure envers Kissingen ; ce serait une folie à moi d'y fonder des espérances, car enfin j'ignore complètement si je fréquenterai encore beaucoup de bains, et devrais-je aller encore à Kissingen, ce ne serait pourtant pas pour y chercher quelque profit pécuniaire. Ma position sociale est, grâce à Dieu, assez indépendante, pour que je n'aie pas à me livrer à l'appât du gain, et je suis, par disposition naturelle, si peu empressé de courir après la clientèle et d'y exercer la moindre piraterie que je fuis plutôt que je ne cherche les consultations, et je n'en trouve la vraie récompense que dans les cas où elles présentent un haut intérêt pour la science ou qu'elles me donnent l'occasion d'être réellement utile; ce qui dans les bains ne s'offre que rarement au médecin étranger. Ce sont donc d'autres motifs qui m'ont déterminé à la publication de cet écrit et je n'en ferai pas un mystère au lecteur bienveillant.

Depuis long-temps j'avais entendu parler avec avantage de l'efficacité des sources de Kissingen, j'avais lu moi-même sur ce sujet quelques traités intéressants, lorsque pour la première fois dans l'été de 1829 je visitai ce bain. J'y trouvai un malade dont la guérison était l'objet de mes vœux les plus ardents; mais dont la maladie était tellement invétérée qu'elle causait les plus vives allarmes à tous ceux qui honoraient dans cet homme non moins respectable que distingué une vie marquée par les plus honorables souvenirs. Le vieux Dr. HORLACHER, médecin consommé, qui accompagnait le malade et avait été plus d'une fois témoin des heureux résultats des eaux de Kissingen, était le seul qui conçût les meilleures espérances pour l'avenir du noble malade. La suite se chargea de justifier HORLACHER, et ces sources, ayant par là acquis toute ma confiance, j'y envoyai depuis plusieurs malades. Je puis assurer que j'ai toujours eu lieu d'être très-satisfait des résultats.

Des jours sinistres arrivèrent aussi pour moi. Plus d'une expérience amère et nommément la mort d'un fils tendrement aimé et plein d'espérances ébranla si profondément ma santé qu'à tous les maux qui m'accablaient, vint se joindre une insomnie de plus de trois années. Ce ne fut qu'en 1836 qu'il me fut possible d'aller à Kissingen, où la dix-huitième nuit à partir du commencement de la cure, je goutai de nouveau pour la première fois la jouissance d'un bienfaisant sommeil de six heures. Quiconque s'est jamais trouvé dans une position semblable, saura parfaitement apprécier la douce sensation de ce premier sommeil. Voilà comment j'ai contracté une dette envers Kissingen, et je l'acquitte par cet écrit dont j'entreprends la publication à la demande des nombreux amis de ces bains; heureux de pouvoir contribuer essentiellement à l'état florissant et à la prospérité de Kissingen.

J'ai très-peu à dire de la disposition de l'écrit en lui même. La connaissance approfondie des sources minérales de l'Allemagne est depuis plusieurs années le sujet de mes études spéciales, et dès l'an 1814, à la recommandation particulière de M. DE SCHUCK-MANN, alors ministre, j'ai fait à ce sujet des cours à l'université de Breslau, ainsi j'ose prétendre à la compétence du jugement dans ce domaine. D'un autre côté j'ai visité tant de sources minérales dans le pays et hors du pays, et je me suis appliqué avec tant d'ardeur à les étudier avec leurs dispositions internes et externes, que sans prétention je puis me croire capable du tact délicat requis pour décider ce qui dans les bains est une obligation pour les médecins comme pour les malades. J'ai prononcé avec franchise la louange et le blâme, parce que je suis parvenu à un âge où je n'ai plus rien à craindre que le Juge devant lequel justice et vérité ont seules du prix, et j'ai peu d'égards à prendre vis-à-vis de mes relations terrestres.

La littérature a de beaux champs à parcourir à Kissingen. Déjà ce sujet a exercé la plume de WITTIG 1589, STEEGH 1595, FEHR 1676, HACK 1696, BERINGER 1736, JOSEPH DE OBERKAMP 1745, NICOLAS SEITZ 1760, J. G. J. JAEGER 1765, DELIUS 1770, EHLEN 1773. Il se trouve encore parmi les anciens écrits un manuscrit intéressant, de JOANNIS PHIL. WOLFFII, *Med. Doctoris, examen acidularum Kissingensium anno* 1730. *Mense Julii.* J'en suis redevable à la bibliothèque royale de l'université de Wurzbourg, dont j'ai obtenu pour la rédaction de mon œuvre la plupart des écrits mentionnés. Je me suis servi aussi avec avantage et de diverses manières, des trois œuvres principaux écrits sur Kissingen par GOLDWITZ 1795, par MAAS, 1ère édition 1820, 2e édition 1830, et par SIEBOLD 1828, sans compter quelques notices par HOFFMANN, FRIEDREICH, WETZLER et BALLING.

Qu'il me soit permis de citer le jugement tout récent d'un médecin expérimenté sur les eaux de Kissingen. Dans le dernier rapport sanitaire pour la province de Brandenbourg, depuis 1834 (Berlin 1836) le conseiller intime D^r. Horn fait connaître ses opinions sur l'emploi des eaux minérales et sur leur influence, et on y trouve une mention très-honorable du Rakoczi de Kissingen. Cette source est dépeinte comme agissant avec douceur et ménagement sur le corps, moins saisissant et néanmoins dissolvant très-bien et favorisant la sécrétion des reins et du canal intestinal. D'après l'expérience de Horn le Rakoczi est un remède éprouvé, dont la réputation se sanctionne de plus en plus d'année en année.

Je rends grâces du fond de mon cœur à toutes les personnes qui m'ont été de quelque secours dans la publication de cet écrit; je me sens très-obligé par la reconnaissance nommément envers M. le conseiller de cour, D^r. Kastner d'Erlangen. L'exacte analyse de la saline ajoute à cet écrit un mérite tout particulier, dont je suis redevable à l'amical impressement de **M.** le conseiller de cour KASTNER, qui entreprit, non sans danger pour sa santé, ces examens sur les lieux dans la saison la plus froide. **MM.** les frères BOLZANO ont appuyé de toute leur faveur cette entreprise, et en me donnant l'excellente gravure sur acier, qui sera regardée à bon droit comme un réel ornement de ce livre, ils m'ont fait un très-agréable présent; dont je conserve précieusement le souvenir.

L'importance des eaux de Kissingen mérite que les effets salutaires qui en résultent de tant de manières, parviennent de temps à temps à la publicité; c'est donc une heureuse intention que celle de publier sur les eaux de Kissingen un livre de poche destiné spécialement aux étrangers, et M. le D^r. BALLING doit par là s'acquérir un grand mérite.

J'ai été dans le présent écrit très-attentif à chercher l'expression propre, et j'espère que les néologistes ne seront pas mécontens. Quant au nom du Rakoczi, dont la signification est à bon droit importante à Kissingen, je n'ai qu'une remarque à faire, c'est que ma manière de l'écrire a pour soi l'autorité des archives et de la numismatique. J'ai sous les yeux deux écus en espèces, une médaille et les ouvrages de Madai. Le nom est écrit de la même manière sur les deux écus par Georges Rakoczi dès le 17e siècle 1654 et 1656. C'est de même qu'on lit ce nom sur la médaille de François Rakoczi de l'an 1703. Il est bien évident dès-lors qu'on ne doit jamais prononcer avec mollesse et lenteur (Ragōzi), comme il arrive à Kissingen.

Pour tout ce que j'ai dit des avantages de Kissingen et de l'excellence de ses sources, je m'en rapporte avec paix et confiance à l'avenir.

Breslau, mars 1837.

L'AUTEUR.

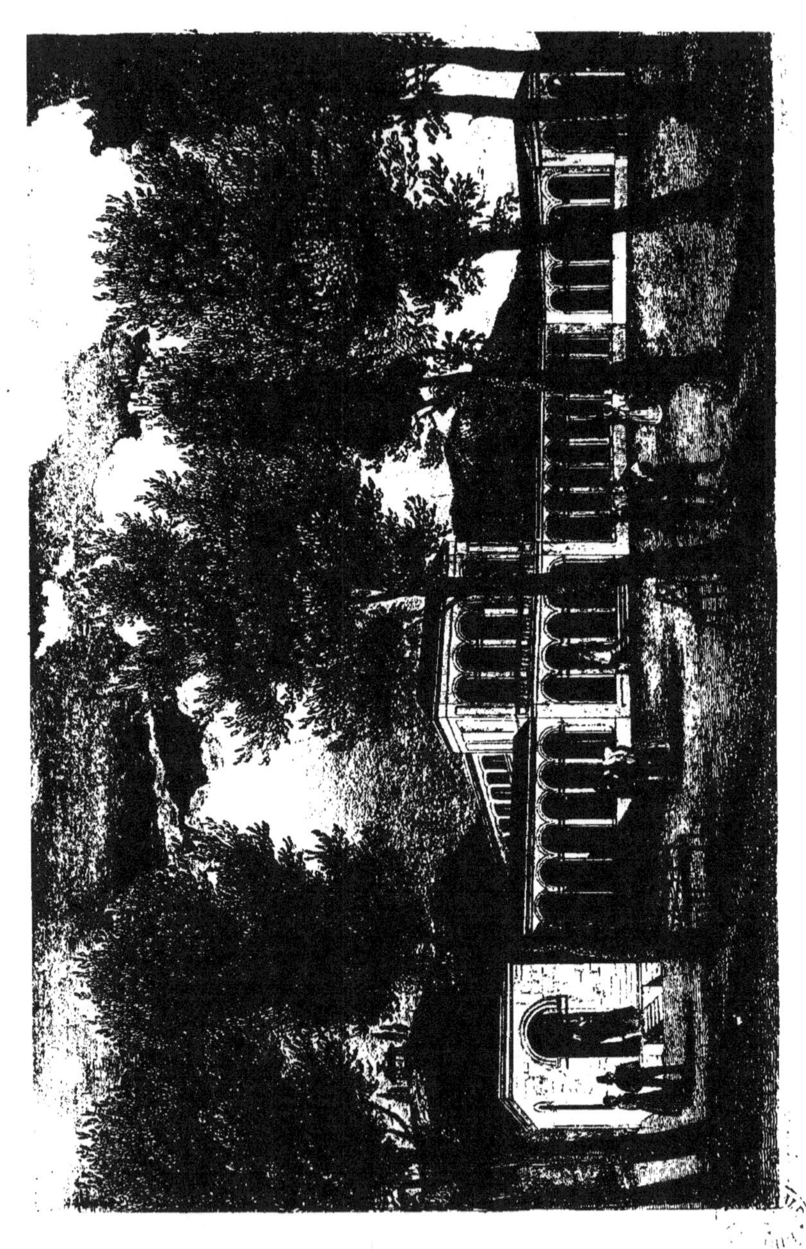

INTRODUCTION GÉNÉRALE.

Il est d'usage de faire précéder de la topographie
des environs un écrit sur des sources minérales;
mais comme il me faudrait dans un travail de cette
nature mettre mes devanciers trop à contribution,
je m'en abstiendrai d'autant plus volontiers que dans
les derniers temps Maas et Siebold ont publié sur
Kissingen des descriptions aussi complètes que gra-
cieuses. Ainsi donc je prie tous ceux qui voudraient
avoir des renseignemens plus intimes des dispositions
extérieures de ce charmant séjour, de satisfaire leurs
désirs dans les deux auteurs que je viens de nommer.
Mon intention particulière est d'écrire pour les personnes qui se rendent à Kissingen, et celles-là se con-
vaincront elles-mêmes, dans cette belle vallée, de la
magnificence des alentours; d'ailleurs je me suis
initié trop peu à la connaissance des montagnes et

1

des vallées pour pouvoir à ce sujet tirer beaucoup de mon propre fonds, et cet écrit ne doit absolument contenir que ce que je puis garantir par mon expérience. J'en dis autant des communications historiques qui sont contenues dans le livre sus-mentionné de SIEBOLD à l'égard de Kissingen et de ses sources minérales, communications que l'on chercherait en vain dans mon œuvre. L'histoire relative à la demeure des Cattes et des Hermundures dans les environs de Kissingen et aux fondemens jetés par eux de cette petite ville, destinée désormais à une si grande célébrité, remonte un peu haut; elle s'étend du reste beaucoup sur de pures présomptions, et quelque mérite qu'aient des examens aussi laborieux dans le domaine des recherches historiques, ils ne sauraient être pourtant d'une grande importance pour les malades qui ne cherchent que le soulagement de leurs maux. A qui vient à Kissingen chercher du soulagement à une profonde douleur dans le bas-ventre il sera assez indifférent de savoir ou non, si un Catte ou Hermundure a été le premier qui ait bu des eaux du Rakoczi. Rien de semblable dans ce livre; on m'a raconté aussi maintes histoires sur l'origine des noms que portent depuis 1737, c'est-à-dire depuis cent ans, les deux sources principales

Rakoczi et Pandour, ainsi que sur la vie du célèbre
Transylvain et de son domestique; cependant quelque plaisir que l'on ait à entendre de semblables
nouvelles, je préfère toutefois les garder pour moi,
parce que je ne puis les garantir à mes lecteurs.
Quant à la position, je puis déclarer que Kissingen
se trouve dans un très-agréable vallon dont la Sale,
rivière de Franconie, silonne les pâturages et dont
l'enceinte est fermée par des montagnes talutées
vers le levant et s'ouvrant au nord en une large
vallée. Kissingen est situé dans le cercle inférieur
du Mein en Franconie, dans cet heureux pays, qui
sur une surface d'à peine cent milles carrées réunit
tout ce qu'en abondance, en fécondité, en beauté et
en richesse on trouve dispersé dans le reste de l'Allemagne. La position de Kissingen et de ses sources
est très belle. Le vallon est situé sous le 49 ° 48′
de latitude-Nord et sous le 7 ° 37′ de longitude-Est
de Paris, d'après une communication de Mr. le professeur Schoen, 100 pieds de Paris au-dessus de la
surface moyenne du Mein à Wurzbourg, et par-là
tout près de 100 toises ou de 600 pieds au-dessus
du niveau de la mer. La température moyenne de
l'année s'élève à 10 ° Réaumur, la température
moyenne de l'été à 15 ° Réaumur.

Siebold remarque avec pleine justesse que les montagnes avoisinantes protègent la petite ville contre les humides vents d'ouest et contre ceux du sud, qui dans ce lieu pourraient facilement nuire à la santé, tandis que le soleil levant y pénètre sans obstacle et que l'air y est toujours égal, grâces aux souffles du nord et de l'est qui y répandent durant la chaude saison une agréable fraîcheur.

La salubrité de Kissingen frappe surtout le baigneur d'une sensation délicieuse. On m'a raconté que parmi les habitans de la petite ville on ne pourrait trouver un seul malade hémorrhoïdal, et que s'il venait s'y établir un malade de ce genre, il sentait bientôt disparaître ses douleurs. Je me suis même appliqué à découvrir un exemple du contraire; vainement. Les habitans ne savent pas d'expérience les maux que sont obligés d'endurer leurs hôtes; j'ai visité l'hôpital qu'a fait bâtir la Reine actuellement régnante, en reconnaissance des bons effets que Sa Majesté a éprouvés dans ce lieu durant le cours de ces années dernières; il s'y trouvait deux malades, l'un avec des ulcères aux pieds, l'autre avec une luxation; c'était les seuls pauvres malades, qui se trouvassent dans cette heureuse vallée.

Les habitans mêmes sont simples, amicals et complaisans; peuple d'un bon naturel, accueillant les étrangers avec cordialité et soigneux jusqu'au scrupule pour tous leurs besoins. Leur manière de vivre est simple et sobre; il est difficile d'y trouver un cabaret d'eau-de-vie, et plus difficile encore d'y voir un homme ivre. Je m'appuie d'autant plus sur cet éloge que j'ai senti du bonheur à voir, même dans la classe la plus pauvre, des hommes parfaitement rangés et sobres. Il y avait plus de cent ouvriers employés à la bâtisse de la grande salle de conversation, et pas une seule fois, la veille des fêtes, non plus que les dimanches et les jours chômés, qui ne sont pas rares dans ce lieu, on n'eut à remarquer un homme pris de vin. Plusieurs des étrangers, qui prenaient les eaux et qui demeuraient dans le voisinage de la construction, ont vu ces gens, dans le courant des jours brûlans alors, ne boire jamais que de l'eau et se réunir le soir près de la source salée pour se désaltérer par quelques verres de cette liqueur légère et piquante, assaisonnant ainsi d'un rafraîchissant breuvage leur frugal repas du soir.

La petite ville formait autrefois un carré fortifié de tours, de murailles et d'un fossé avec deux por-

tails et une petite porte, et comptait mille habitans;
les choses ont changé depuis; de nouvelles rues se
sont montrées, la ville n'a plus que les vestiges des
murs et des portes, la petite existe encore comme
curiosité et comme telle retracée sur les vues de
Kissingen. La population a fait de grands progrès,
partout s'élèvent de nouvelles maisons, et avec ces
maisons des rues régulièrement bâties. La construction à Kissingen est belle et à bon marché; aussi
les maisons paraissent croître du sol. Les édifices
contiennent des chambres spacieuses, la plus grande
partie très belles, ornées de tapisseries ou peintes
et munies de toutes les commodités. Maas a raison
de vanter le soin que l'on apporte à la bonté et la
propreté des lits. A Kissingen on bâtit à un tel point
que l'année prochaine quelques centaines d'hôtes de
plus pourront venir et trouver un emplacement convenable. Les personnes habituées à fréquenter les
bains se trouveront très satisfaites du prix; c'est
déjà le signe d'un prix modéré que les habitations ne
soient pas louées par jour, mais par semaines; tout
homme raisonnable ne se plaindra pas de la cherté.
Les maisons les plus belles et les plus commodes
sont situées dans la rue Louis; excepté la nouvelle
pharmacie, la poste et plusieurs autres maisons

bâties l'été passé méritent d'être citées comme les édifices supérieurs.

Les grands seigneurs qui ont besoin de nombreuses pièces bien emménagées et attenantes les unes aux autres, qui d'ailleurs ne se soucient pas d'envoyer à Kissingen l'attirail nécessaire d'une plus grande économie, trouveront le séjour le plus recommandable dans la maison des frères BOLZANO, où Sa Majesté la Reine actuelle de Bavière et Leurs Altesses Impériales et Royales le Grand-Duc et Madame la Grande-Duchesse de Weimar, le Prince-Royal de Prusse, l'Electeur de Hesse, le Grand-Prince Michel et plusieurs autres personnages augustes ont fait leur résidence. Cette maison est édifiée dans le plus noble style, munie de tout le nécessaire, et les fermiers royaux des bains ci-nommés ont la meilleure volonté et les moyens les plus désirables pour remplir sur-le-champ les vœux de leurs illustres hôtes et donner la satisfaction la plus prompte à toutes leurs exigences. Cette maison a encore l'avantage de communiquer aux bains, où des tuyaux conducteurs amènent l'eau des sources, et d'être contiguë aux salles à manger et de jeu. Quant au linge et au service de table, surtout à la vaisselle dans le sens le plus étendu du mot, et à toutes les autres nécessités de la vie, ces aimables hôteliers procurent tout avec une abondance et une promptitude, qui répondent à tous les usages et à tous les désirs. Un grand agrément qui distingue aussi ce séjour, c'est qu'il est dépendant de l'établissement principal où se trouvent les bains. Ces bains, parfaitement organisés, reçoivent par des tuyaux l'eau de la source même qui les alimente, et se trouvent ainsi dans la plus étroite proximité pour les hôtes de la maison.

Kissingen est situé dans la contrée la plus heureuse, essentiellement romantique et vivifiée par plusieurs petites villes et villages. Les villes prochaines de Wurzbourg, de Meiningen, de Schweinfurth, de Neustadt, de Männerstadt, de Hammelbourg, et les deux bains de Bruckenau et de Boclet n'offrent pas seulement des occasions pour des excursions agréables, mais toutes ces villes donnent aussi aux habitans de Kissingen la facilité de se pourvoir de tous les besoins de la vie, avantage offert également aux hôtes de l'établissement.

Pour l'entretien, on a fait à Kissingen tout ce qui est possible. Une demeure bonne et commode, un hôte complaisant et affable, un prix modéré pour les comestibles, excellent pain de froment et de seigle, un vin de pays bon, léger, d'un bouquet agréable

et à très bon compte. Qui ne se souvient avec plaisir du Forster, du Schalksberger, du Markgräfler,
du Salecker ainsi que de tous ces soi-disants petits
vins qui ne sont ni frélatés ni coupés de quelque
manière que ce soit, mais qu'on livre dans toute leur
douceur, leur pureté et leur bienfaisant fumet? Il y
a plusieurs tables-d'hôte en état de contenter parfaitement les nombreux hôtes et de leur offrir une
place à la table commune ou de les pourvoir de mets
à demeure. Les frères Pierre et Ferdinand Bolzano,
qui sont devenus fermiers des bains dès l'année 1824
et qui depuis en ont obtenu le bail, par deux pro-
longations successives, pour jusqu'en 1854, en reconnaissance des nombreux efforts et des sacrifices
considérables, par lesquels ils ont haussé le crédit
des bains et fondé leur célébrité, s'étaient jusqu'ici
partagé les affaires tant à la maison de la cure qu'aux
bains. Mais aujourd'hui, que Kissingen a eu la
douleur de voir mourir son bien-aimé Ferdinand,
Mr. Pierre Bolzano veille seul au double établissement de Kissingen et de Bocklet sans que le conten-
tement de ses dignes hôtes en ait souffert, comme
la saison passée vient de le prouver. A Kissingen,
l'alimentation dans la grande salle est une affaire d'une
entreprise majeure et considérée comme un emploi

très important. Il se réunit dans la grande salle à midi et le soir quelques centaines de personnes de conditions différentes, mais toujours avec les droits les plus légitimes. La table est pourvue de mets excellents et savoureux; règle générale, on sert six plats très bien préparés, dont tout homme raisonnable peut être satisfait. Kissingen réunit plusieurs hypocondres, qui ne trouvent rien de bien dans ce monde, et cependant je n'en ai pas connu un seul qui fût généralement mécontent de la cuisine. On vint bien à faire tomber le blâme sur des mets séparés; mais on doit rendre cette justice à Mr. BOLZANO, que sa table-d'hôte se recommande entre les meilleures. Ces six plats, y compris le dessert, qui ne manque jamais dans le sud de l'Allemagne, et le pain de deux sortes, le meilleur et du plus excellent goût dont la table est pourvue, coûtent, monnaie de Prusse, 14 gros-d'argent; le soir à la carte c'est à la vérité un peu plus cher, mais la nourriture y est excellente. Le service est bon et le choix des mets satisfait pleinement à toutes les exigences. Les morceaux de gourmets, qui ne conviennent qu'à des personnes bien portantes et pourraient nuire facilement aux malades, ne paraissent plus aujourd'hui sur la table-d'hôte. Le couvert y est mis pour un médecin des eaux, lequel est obligé de veiller à l'observation des ordonnances diététiques, au choix des nourritures et à la teneur du menu culinaire.

Pour ce qui regarde les devoirs de la médecine, Kissingen y répond avantageusement. Le premier médecin des eaux, Mr. le D^r. MAAS est un ancien et solide praticien, parfaitement familiarisé dans la connaissance des sources et d'un commerce affable et obligeant. J'ai partagé ses pénibles soins au lit de souffrance d'un digne ami et compatriote, et acquis l'assurance intime de sa capacité scientifique et de son caractère plein de bienveillance pour les malades qui lui sont confiés. Je me réjouis d'avoir en même temps acquis la conviction que mes cliens recommandés pour Kissingen peuvent compter sur ses conseils et sa médiation.

Le D^r. BALLING est un homme très bien connu de ses confrères dans le monde savant; il s'est aussi fait, en qualité de médecin des eaux, une réputation justement méritée et jouit de beaucoup de confiance.

Depuis la mort du vieux BUCHLER, à l'humeur si joviale et si aimable, un troisième médecin des eaux a été réinstallé à Kissingen. Mr. le docteur WELCH, médecin très habile et praticien très heureux, domicilié préalablement à Spire, est aujourd'hui à Kissingen, où il a trouvé dans l'aimable fille unique du D^r. MAAS la douce compagne de sa vie, et assurément aussi dans sa nouvelle sphère d'activité, qui est des plus étendues, il ne manquera pas de trouver un dédommagement au sacrifice, qu'il a dû faire d'abord dans le domaine de sa clientelle, en transportant ses pénates de Spire à Kissingen.

Le chirurgien LINHARD a la réputation d'un homme laborieux, probe et toujours de la meilleure volonté.

La pharmacie est bien placée, dans le meilleur état et se trouve dans la plus belle maison de la ville.

Pour ce qui regarde l'amusement des étrangers, on s'en est moins occupé jusqu'à présent, cependant là encore il est permis de beaucoup attendre. Il n'y a point de salle de conversation à Kissingen, et les pièces destinées à ce but se limitent à quelques chambres de jeu; il en résulte pour les baigneurs la nécessité de chercher dans le soi-disant jardin de la cure l'asile de la conversation commune. C'est encore praticable dans les belles journées d'été et agréable à plusieurs momens du jour, par ce que l'emplacement ombragé présente une station très agréable; mais le mauvais temps arrive-t-il, ou l'après-dinée est-elle chaude et étouffante, on peut dire que c'en est fait des récréations en commun, puisqu'il n'y a point d'espace couvert où une petite portion de la société puisse mener à sa fin une conversation générale, à l'abri de la pluie et de la chaleur brûlante. Toutefois ce désagrément disparaîtra bientôt et de la manière la plus satisfaisante.

Le nouveau bâtiment de la cure élevé par la munificence royale doit compter au nombre des plus magnifiques des temps modernes. Mr. le surintendant Gaertner a, par la direction de cette construction grandiose, non-seulement porté la gloire de son Roi jusqu'à la postérité lointaine, mais élevé à lui-même un beau monument.

C'est avec raison qu'on fait l'éloge des environs de Kissingen, et on trouve sans peine une société pour visiter dans les beaux jours les lieux d'agrément situés dans le voisinage.

Le Sinnberg, le Staffels, le Steinberg et surtout le vieux château de la montagne, Bodenlauben, sont cités comme les points qui offrent les plus belles vues.

Un établissement qui se recommande à la gratitude et aux félicitations des étrangers à Kissingen, c'est la commandite que la maison littéraire et artistique de Jugel de Francfort sur-Mein a érigée pour la plus grande commodité des étrangers. On y trouve, à raison d'un abonnement très modéré, les gazettes et les journaux les plus courus et une bibliothèque très bien fournie où tous les lecteurs sont à même de satisfaire leurs désirs les plus pressans.

Pour toutes les jouissances offertes aux étrangers à Kissingen, le visiteur des bains n'a qu'à payer une taxe très modique, portée ici sur la carte de séjour et prélevée par la haute juridiction royale comme appartenance de police.

Toute personne qui fréquente les eaux sait que des dépenses sont inséparables de la vie de bains, et nul ne songe à se soustraire aux dépenses devenues légales dans ces établissemens, surtout si l'arbitraire ne se mêle pas du chiffre et si la rétribution requise est raisonnable et modérée. De l'absence de ce juste contrôle à Kissingen, il résulte un déni plus répété de l'acquittement; ce qui n'arriverait jamais, si les égards ci-dessus mentionnés s'observaient avec exactitude. Une imposition, comme taxe attachée à la cure, et destinée à suffire aux nécessités seules: à la création et à l'entretien des promenades ainsi qu'au secours des pauvres, est basée sur l'équité de tous les étrangers et nul homme d'honneur ne se soustraira jamais à une pareille imposition, au contraire un homme d'honneur se fera un plaisir d'élever le prix de son tribut dès-que le motif lui en sera déféré sur l'assignation. Mais une taxe jointe à la carte de séjour a pour le baigneur quelque chose d'oppressif, le baigneur ne trouve pas convenable une loi générale pour des étrangers, parce que le séjour des bains n'a rien de commun avec une vie affairée, mais qu'il est commandé par une nécessité amère. Ajoutez ensuite qu'à une telle charge l'arbitraire puisse se joindre dans la perception, il ne peut manquer alors d'éclater des mésintelligences, et le refus d'un côté et la ténacité de l'autre donnent lieu aux froissemens les plus désagréables. L'été dernier, deux étrangers vinrent de Hambourg, tous deux également à leur aise et liés par des relations amicales, l'un marchand et l'autre courtier. Ils demeuraient dans deux chambres contigües ; la carte de séjour de l'un coûtait le double de celle de l'autre ; tous deux auraient payé le plus haut prix sans contestation, mais cet arbitraire provoqua des refus et les dissensions qui s'en suivirent, furent, grâces aux quelques connaissances pour lesquelles la paix des bains était sacrée, étouffées dans leur germe. Hormis cette taxe et une contribution volontaire pour une musique fort bien tenue, l'étranger n'a plus d'impositions à solder. En faisant ici une comparaison relative à tous les autres bains, on verrait bientôt que le séjour de Kissingen est grèvé d'impositions très-médiocres. On ignore ici, comme dans la plupart des bains de l'Allemagne méridionale et occidentale, un tarif qui dans beaucoup d'établissemens pareils a force de loi; c'est le *Sostrum* déterminé pour les médecins et tous les autres employés des eaux. Cette imposition, entièrement inconnue aussi dans les eaux de la Bavière, excite néanmoins des plaintes à tort; car il n'est pas équitable de la supprimer, si l'on ne peut nier que par là les frais de séjour soient haussés pour quelques baigneurs en particulier.

On trouve à Kissingen quatre sources, dont trois sont employées à divers usages; la quatrième est la fontaine salée qui jaillit dans la saline, sise à une petite demi-lieue au nord de la ville, et dont les ouvrages avancés se prolongent jusqu'au village de Hansen. L'eau de cette fontaine sert à la fois dans le village de Hansen à la dépuration du sel, à l'exploitation du gaz acide-carbonique et à la préparation des bains; c'est dans ce dernier but qu'on en fait charrier à Kissingen. Grâces à la bonté du Roi, cette eau salée sera conduite au moyen de tuyaux à Kissingen, réunie dans un bassin et conservée provisionnellement en cas de besoin.

Les quatre sources de Kissingen sont le Rakoczi
ou la fontaine principale, le Pandour ou la fontaine
des bains, la fontaine Maximilien, aussi dite fontaine
salée, et enfin la fontaine Thérèse, située au de-là
de Kissingen, non loin de la saline. Cette dernière
source a beaucoup d'homogénéité avec la fontaine
Maximilien, mais n'a pas été exploitée jusqu'alors.
Les trois premières se trouvent dans le bel et ombreux
jardin de l'établissement, les deux premières toutes
proches l'une de l'autre; la deuxième près de l'entrée
en face, dans le voisinage de l'établissement même.

Ces trois sources sont découvertes, et on descend
aux puits par des degrés de pierre. On boit généralement les eaux du Rakoczi, on réserve la plus
grande partie du Pandour pour les bains, et la fontaine salée sert à ce double usage. Ces sources
ainsi exposées à l'air libre, il est facile de concevoir
que la chûte du feuillage, les insectes et l'ordure
de toute sorte puissent en ternir la pureté. Le temps
est-il mauvais et pluvieux, aussitôt la prise des
eaux de même que le remplissage, qui a lieu également au bord des sources, devient non seulement
gênante et incommode, mais il en résulte de plus
un danger de diminution pour le contenu des sources. On se demande comment il a été possible de

laisser persister si long-temps un si mauvais état de choses, et on s'en étonne d'autant plus en apprenant que cette mesure est bien réfléchie et qu'elle est le fruit d'un intention médicinale qui, engendrée sur un autre sol, a paru aussi pour Kissingen, conforme au but essentiel, c'est-à-dire qu'on craindrait de détruire l'efficacité des sources en voulant les soustraire au contact découvert et libre des influences atmosphériques. Quelque vraie que puisse être, sous un certain rapport, cette manière de voir, surtout s'il s'agissait d'une toiture très laborieuse et d'une fondation nécessairement profonde, toujours est-il que toute appréhension cèderait à l'idée d'une couverture légère, ouverte de tous les côtés. Par là les sources ne sont point soustraites à l'action de l'air et de la lumière, et néanmoins elles sont à l'abri de toute souillure, pernicieuse dans ce cas de tant de manières. De-là aussi le plan récemment élaboré d'un nouvel et léger pavillon à l'abri duquel les fontaines seront protégées, le breuvage clarifié durant le mauvais temps, et un bon remplissage rendu praticable. Le projet de ce pavillon est déjà prêt, et l'on n'attend plus que l'été prochain pour le mettre en exécution, grâces à la munificence de Sa Majesté.

Une circonstance encore plus nuisible au but de l'établissement, c'est que l'on n'utilise point toute l'eau minérale qui jaillit de la source, mais qu'une partie se perd; cette perte est d'autant plus considérable qu'une source principale sourdissant avec beaucoup d'abondance dans le voisinage des deux fontaines sus-nommées coule toute-entière, inutile dans la Sale. Il semble donc, alors que s'accroît d'année en année le nombre de ceux qui vont chercher du soulagement à Kissingen, il semble d'une nécessité première et essentielle de fonder un spacieux réservoir capable de contenir toutes les eaux qui s'écoulent sans profit du Rakoczi et du Pandour. De cette manière seulement on peut assurer à l'établissement l'objet d'une nécessité première et essentielle : *une provision d'eau minérale suffisante pour satisfaire à tous les désirs* et conjurer la pénurie la plus considérable et la plus sensible dans des bains florissans : *le manque d'eau minérale.* Ce sera aussi le moyen le plus efficace d'obvier à la confusion actuelle qui règne au moment du puisage. En effet le matin avant, et le soir après l'heure de la cure, les femmes de service et les servantes de tout Kissingen, en venant quérir l'eau de la fontaine s'assemblent en foule, la troublent avec leurs seaux de bois et déterminent un bruyant tumulte qui n'est rien moins que conforme au but de l'établissement. Sur un ordre spécial émané de Sa Majesté on s'occupe maintenant de la fondation de ce réservoir destiné à une fin si importante. Mais lors-même que l'eau sera contenue dans le réservoir, il ne faut plus que le puisage ait lieu comme cela arrive à présent; il vaut mieux élever l'eau par un ouvrage-à-pompe dans des vaisseaux bien bondonnés, et la diriger ensuite où l'usage des bains la réclame.

On boit à Kissingen dans des verres qui contiennent au-delà de six onces de liquide. La sollicitude avec laquelle en beaucoup d'autres établissemens tous les buveurs cherchent et gardent leur propre verre pour s'en servir à leur seul usage, est inconnue ici. On présente bien à plusieurs hauts personnages un verre particulier et réservé pour eux seuls; il y a bien encore quelques malades méticuleux qui apportent un verre distingué à l'extérieur; mais ces exceptions sont rares, le grand nombre boit dans des verres communs, chacun à sa guise. Quelque peu engageante que soit une telle coutume, le rincement des verres et la méthode suivie à cet effet sont si consciencieusement observés qu'assurément personne n'a de risque à courir. Il faut seulement

veiller à ne laisser approcher de la source pour boire
les eaux, quiconque présenterait dans le visage quelque difformité frappante, ou même un mal évidemment nuisible. On doit tenir fermement la main à
cet égard, et si un malheureux de cette espèce n'avait
pas assez de tact pour s'apercevoir que toute une
société ne peut être tenue à demeurer aux environs
de la source avec horreur et répugnance, il faudrait
bien le séquestrer et le consigner ou à boire dans
sa chambre ou à venir à la source quand personne
ne s'y trouve, et là se servir d'un verre particulier,
marqué d'un signe, sans jamais en demander un
autre à qui que ce puisse être.

Il est aussi de l'intendance des bains de tenir, à
tout prix, dans une propreté justement requise, les
verres à l'usage de tout le monde. Deux fois dans
le cours de cet été j'ai vu quelques personnes venir
boire les eaux, la pipe à la bouche; sans considérer qu'une telle coutume dans une société aussi
choisie que celle qui s'assemble de bonne heure aux
eaux de Kissingen, n'est aucunement convenable et
peut même être fort à charge à plusieurs, sans considérer non plus que diététiquement cela n'est pas
permis, on devrait s'en abstenir tant que l'usage
des verres est encore en commun, arrangement

qui a pourtant l'avantage d'une rapide expédition.
Supposé que les neuf cents ou mille baigneurs
qui, au temps de la plus grande fréquentation, se
réunissent le matin dans le jardin de la cure pour
boire le Rakoczi, soient privés de l'usage en commun
des verres, et que chacun soit placé dans la nécessité
d'apporter son vase à soi, il en résulterait une telle
presse et un tel retardement que la prise des eaux
durerait jusqu'à midi. Pour savoir combien cette
presse est désagréable pour chaque personne en particulier, on peut consulter ce qui a lieu à Karlsbad
à la fontaine du moulin, où ne font pas non plus
défaut certains spéculateurs exerçant dans la cohue
leur misérable profession et cherchant à se procurer
montres, tabatières, mouchoirs de poche et autres
semblables souvenirs de Karlsbad; à Kissingen ce
serait pis encore. Il est vrai qu'ici aussi la foule est
quelquefois grande et incommodante, et la faute en
est à l'intendance des eaux qui ne maintient pas assez
que de tous les côtés les verres arrivent régulièrement aux buveurs, et qui permet au contraire que
les appareils de chaleur s'agglomèrent en une seule
place et que les buveurs s'y pressent en foule.
On a souvent exprimé le désir de voir les sources
de Kissingen captivées dans des tuyaux et par ce

moyen contraintes de venir à l'air libre, tandis que les hôtes recevraient par des ouvertures, pratiquées avec goût, le flot courant de la fontaine; cependant toute belle qu'on puisse supposer une pareille disposition, il ne faut jamais oublier d'autre part qu'une déviation considérable et allant à une certaine profondeur pourrait avoir facilement une influence désavantageuse sur les sources mêmes, que le contact de l'atmosphère agit sur les rapports internes d'une source minérale, et qu'à l'occasion de ce nouvel arrangement, non seulement la prise des eaux, mais aussi et surtout l'affaire du remplissage éprouverait des retards.

Plusieurs défectuosités préalablement existantes à Kissingen et signalées dans la première édition de ce livre ont subi depuis une réformation et fait place à des arrangemens adaptés parfaitement au but essentiel. On voit partout avec évidence que l'intendance respective tient à cœur de répondre avec la plus grande sollicitude aux besoins des étrangers.

Avant de terminer cette introduction je vais exposer encore un aperçu numérique des hôtes annuels de Kissingen pour en faire connaître la progression ascendante et donner à comprendre avec quelle rapidité grandit la célébrité de ces excellentes sources, depuis que les médecins de l'Allemagne y ont fixé leur attention; par là se justifient aussi toutes les institutions fondées dans le but de préparer aux étrangers la réception et l'emplacement les plus convenables, et lorsque toutes ces institutions agréées passeront de l'état de projet à celui d'accomplissement et rehausseront ainsi l'excellence d'un établissement déjà si recommandable, quand l'édifice déjà bien avancé de la magnifique salle de conversation avec la plus grande extension de la colonnade, le superbe bazar et un nouveau théâtre digne d'un pareil séjour, s'élèveront dans toute leur perfection, alors Kissingen pourra trouver à-peine une rivalité devant laquelle il doive céder le pas.

La plupart des lecteurs prendront sans doute intérêt à connaître la proportion dans laquelle le nombre des hôtes s'est accru depuis vingt-trois ans. Mr. le Dr. Maas a eu soin d'en tenir registre depuis qu'il est placé à Kissingen, et m'a fait l'amitié de me communiquer les résultats. En 1814, époque de l'arrivée du Dr. Maas à Kissingen, il s'y trouva 173 baigneurs; voici la liste des années qui suivirent:

L'année 1815 il y eut 218 hôtes.

— 1816 — — 296 —

L'année 1817 il y eut 298 hôtes.

—	1818	— —	322 —
—	1819	— —	390 —
—	1820	— —	540 —
—	1821	— —	587 —
—	1822	— —	727 —
—	1823	— —	530 —
—	1824	— —	544 —
—	1825	— —	588 —
—	1826	— —	662 —
—	1827	— —	712 —
—	1828	— —	675 —
—	1829	— —	700 —
—	1830	— —	754 —
—	1831	— —	905 —
—	1832	— —	1034 —
—	1833	— —	1275 —
—	1834	— —	1895 —
—	1835	— —	2023 —
—	1836	— —	2053 —
—	1837	— —	2356 —
—	1838	— —	2850 —

Ce progrès si favorable et si rapide dans le nombre des hôtes qui le fréquentent, Kissingen ne le doit pas uniquement aux suites favorables, attendues de ses sources, mais encore aux bienfaisans résultats produits au loin par l'usage du Rakoczi, résultats qui ont réveillé l'envie et le besoin de continuer et d'achever aux sources mêmes les essais de guérison heureusement commencés à distance. Aujourd'hui que, grâces aux heureux effets qui vont croissant d'année en année, l'attention de tous les médecins de l'Europe a été dirigée sur les sources minérales de Kissingen, leur réputation durera et fera des progrès tant qu'il existera de profondes et tenaces douleurs de bas-ventre, et il n'est pas besoin d'être prophète pour pouvoir prédire que ce mal n'est pas encore près de disparaître de la terre.

RAPPORTS GÉOGNOSTIQUES, PHYSIQUES ET CHIMIQUES DES SOURCES DE KISSINGEN.

On raconte d'un paysan qu'il vint à Karlsbad et se donna toutes les peines possibles pour trouver la cuisine où l'on faisait bouillir le Sprudel; je demande si mainte explication de l'origine des sources de santé ne rappelle pas la recherche oiseuse du curieux paysan. L'origine des sources minérales gît dans l'ombre, et probablement c'est un mystère pour toujours inaccessible et fermé à l'examen des hommes. Ceux qui prétendent expliquer par une voie atomistique la formation de cette eau, s'envelopperont dans une foule de contradictions. D'après une exposition de Pline, qui n'est qu'à demi vraie, on a cru long-tems que les matières trouvées dans les eaux minérales sont provisionnelles dans le sein de la terre et disposées par couches de manière que les sources coulent à travers de pareils lits de parties constitutives superposées, les prennent ensuite avec elles dans leurs cours, reçoivent, en passant sur des bancs de gravier devenus brûlans et sur des mines de charbon de terre, la chaleur nécessaire et sourdent enfin, ainsi bien enrichies de tous les élémens qui les constituent. Malgré tout ce qu'il y a d'opposé au naturel et d'incroyable dans cette explication, elle s'est conservée néanmoins fort long-temps en honneur. WURZER a été un des premiers qui aperçurent le vice radical d'une telle supposition et la combattirent. Dans sa description physico-chimique des sources sulfureuses de Nenndorf il dit mot pour mot à ce sujet : Je tiens cette hypothèse pour insoutenable et pour complètement invraisemblable, car où pourrait être placée cette prodigieuse provision de matière qui alimente incessamment ces sources ! A Aix-la-Chapelle et à Burdscheid les sources, d'après le calcul de BLONDEL, donnent *quotidiennement six à sept mille livres de sel dont la plus grande partie est du natron.* A Karlsbad le *Sprudel* selon BECHER, donne à l'heure 705 eimers d'eau, ce qui fait pour l'année 6,175,800 eimers, contenant 1,132,923 livres de sel de Glauber, 746,885 livres de natron, 238,209 livres de sel commun etc. Mais supposons maintenant qu'il soit possible d'apprécier

la masse liquide du Neubrunn, du Muhlbrunn et de
toutes les autres veines d'eau qui s'échappent des
flancs entr'ouverts du rocher, comprises avec toutes
celles que le Sprudel fournit, qui ne sent son imagi-
nation tressaillir d'incrédulité, en pensant que cette
immense provision, dont ni l'épuisement ni la diminution n'a pas encore été sensible le moins du monde,
repose amassée quelque part et ne se dissolve que
par la source qui la traverse en courant. Quelle
analogie pourrait-elle nous porter à croire raison-
nablement que ces matières se trouvent dans un
ordre tellement symétrique dans le sein de la terre,
que presque toujours le même rapport de quantité
paraisse se manifester à l'extérieur? Depuis vingt
ans que Wurzer a écrit là-dessus, une conviction
meilleure a gagné les suffrages et ce n'est plus que
rarement que l'on entend aujourd'hui renouveler au
sérieux l'opinion combattue par Wurzer. Tous les
esprits sentent avec une conviction qui les domine
puissamment, qu'une pareille explication est insuf-
fisante. En exige-t-on une autre plus raisonnable,
il faut la chercher ailleurs, il faut reconnaître une
vie universelle de la nature, laquelle répandue partout agit et crée par une activité à elle propre selon
les lois éternelles, inconnues. Si cette donnée ne

satisfait pas, une explication étendue dans plusieurs volumes in-folio laissera encore un vaste champ à la question. Nous appellons vie tout ce qui dans le domaine de notre perception et de notre observation se manifeste à nous par une activité particulière et agissante de l'intérieur à l'extérieur; qu'on trouve une expression plus juste de la chose et nous ne plaiderons pas; mais l'Esprit qui a évoqué cette vie dans la nature est uniquement *un*, il est *éternel* et *impérissable*. Lui seul a le droit d'anéantir une telle vie. De même que tous les phénomènes de la vie ne viennent à notre connaissance que jusqu'à la limite de l'apparence, mais ne sont jamais scrutés dans leur principe originel, ainsi ne pouvons-nous expliquer jamais par des bancs de gravier échauffés et des mines de houille, les lois de la vie dans l'intérieur de la terre. Quand même les matières seraient prises en passant des différentes couches terrestres, toujours est-il que l'appropriation et l'homogénéisation des sources aussi bien que le développement de la chaleur et la mixtion des parties constitutives sont des *actes* de l'activité vivante de la nature. Comme dans la vie animale le suc et la force puisés de nourritures diverses sont le produit de l'activité vitale influant par la voie de digestion;

de même partout où, sous une foule de formes, la vie se meut dans toute la vaste nature, le procédé d'assimilation est un des phénomènes supérieurs par lesquels il devient explicable que sous les influences les plus variées toujours le même résultat de quantité et de qualité se produise au dehors. Que dans la grande vie répandue dans l'intérieur de la terre le procédé électrico-galvanique soit une des principales conditions effectives, cela est absolument certain et hors du moindre doute; mais à savoir si les différentes sources sont les effets ou les résultats des différens pôles que modifient les influences diverses, voilà ce qui reste encore abandonné à des recherches plus profondes; autant toute fois qu'il est certain déjà maintenant que la terre dans son intérieur ne fonctionne pas aussi mécaniquement que ses habitans se le figurent. Cette vie de la nature, puissante, telluréenne se manifeste aussi dans la vallée de Kissingen, dont la position géographique au sud et la température locale de même que tous les rapports telluréens et atmosphériques sont extrêmement favorables. L'opinion de Spindler attribuant la hauteur et la largeur actuelle de toute la vallée aux suites de courants débordés par le nord dans des siècles plus reculés et au rétrécissement continu de la Sale, est aussi peu sûre à enseigner que celle de Siebold qui place l'origine des sources dans le basalt des montagnes voisines du Rhœn. Nous pouvons laisser le mérite de ces deux hypothèses s'asseoir sur lui-même. Le vieux Jaeger, il y a plus de 80 ans physicien à Kissingen, nommant dans son écrit publié en 1765, le principe activant de ces sources un être spirituel, donne dans cette expression plus de sens encore que toutes les démonstrations matérialistes des temps suivans.

On a étudié les sources de Kissingen de plusieurs manières, et nous possédons diverses analyses de célèbres chimistes qui, à la vérité, comme c'est le cas fréquent dans cette espèce de travaux, ne livrent pas des résultats identiques. Un Rakoczi artificiel est aussi devenu une affaire de commerce, et l'été dernier, un hôte de Kissingen y apporta une bouteille de cette eau composée. Rien qu'aux qualités physiques on remarquait une différence notable entre la composition d'art et le Rakoczi de Kissingen; la liaison surtout du gaz acide carbonique, qui dans la source naturelle est si étroite, était très lâche. Le temps n'est déjà plus où l'on croyait pouvoir se passer des sources naturelles par les artificielles, et quand même il serait accordé aux eaux composées d'avoir des avantages, comme surrogats, sous des circonstances données, il ne doit jamais être question cependant d'une identité complète. Aussi peu que les parties constitutives indiquées dans le sang par BERZELIUS : hématine, fibrine, serum, acide de lait, osmazome, blanc d'œufs, oxide de fer et quelques sels, sont les élémens du sang véritable, ou qu'avec de l'eau, du sucre, de l'acide tartrique et du mucilage, on peut fabriquer le vin de cabinet du Steinberg; aussi peu il est possible d'obtenir le Rakoczi ou le Pandour, des parties élémentaires obtenues par la décomposition des sources de Kissingen. Il y a quelques années on croyait encore à une pareille possibilité; mais à cette croyance il ne reste plus aujourd'hui que peu d'adhérens.

Les examens les plus connus des sources minérales de Kissingen sont ceux que SIEBOLD a réunis dans son livre; il donne un aperçu comparatif des analyses de GOLDWITZ, de Charles LIEBELEIN, de PICKEL et de VOGEL. En outre, KASTNER a examiné toutes les sources de Kissingen et nous sommes redevables également à MM. HENRY, PLANCHE et BOULLAY, des analyses du Rakoczi et du Pandour.

Nous communiquerons ici les analyses plus récentes de Vogel et de Kastner, dans lesquelles on ne tardera pas à remarquer que les deux fontaines, Thérèse et Max, sont apparentées de près l'une à l'autre sous le rapport de toutes leurs parties essentielles.

Les élémens constitutifs des sources, aussi loin que jusqu'alors la chimie a réussi à les découvrir, sont : muriate de soude comme partie constitutive prépondérante, muriate de potasse, muriate de magnésie, sulfate de soude, sulfate de chaux, carbonate de chaux, carbonate de magnésie, carbonate de fer oxidulé, silice et une riche quantité d'élémens volatiles. On a aussi découvert dans les deux principales sources de Kissingen, le iode et le brome, ces deux plus magnifiques résultats de la chimie moderne notifiés dans plusieurs des sources les plus efficaces, à une époque où l'art se vantait déjà d'avoir parfaitement reproduit ces mêmes sources, et il n'est pas à révoquer en doute que ces élémens primitifs ne soient des plus influens dans les eaux minérales.

Nous passons maintenant à la considération des sources une à une.

La fontaine principale (Rakoczi) encaissée dans une cuve de bois de chêne de quatre pieds de diamètre, et ceinte d'un couronnement en pierre, jaillit, à une profondeur de douze pieds, d'un fond de grès arrondi et de basalte, avec une température de $9\frac{1}{2}°$ Réaumur. Cette température varie très peu, même dans la froide saison. GOLDWITZ déjà remarque que l'eau de cette fontaine ne gèle jamais, et qu'un thermomètre marquant le point de congélation, remonte vite, étant descendu dans la source, de 5 degrés, tandis qu'à la chaleur de $36°$, il redescend à $9°$ dans la source au soleil radiant. Dès la distance de plusieurs pas on entend un bruit semblable à celui de l'eau bouillante, tant se multiplient, surtout du côté-nord du puits, les grandes bulles d'air qui le surmontent. L'eau puisée dans un verre est tout-à-fait limpide; chauffée, elle pétille avec force et les bulles d'air ascendantes, qui se placent contre la paroi intérieure du verre, lui ôtent presque sa transparence. L'eau produit sur la langue une saveur réfrigérative, très-rafraîchissante, quelque peu salée et en même temps âcre. L'impression du premier verre est peu agréable, mais on s'habitue si bien à ce breuvage qu'un beau matin la source vous invite comme à un rafraîchissement. On respire de bonne heure après la fontaine, et on en boit avec un vrai plaisir. Il n'est pas nécessaire, ni même expédient, de vider tout le verre que l'on présente ; au commencement on boit un tiers, et l'on augmente peu-à-peu la quantité jusqu'à ce que, vers le huitième jour de la cure, on ne laisse plus dans le verre qu'un quart ou un sixième. Les effets et les précautions à prendre en buvant les eaux, feront encore plus tard le sujet spécial de nos discours.

Si on laisse à découvert dans un vase durant plusieurs heures l'eau de la fontaine, alors les matières volatiles et toutes les substances qui y étaient attachées et qui par conséquent s'étaient conservées en état de dissolution, forment au fond du vase un résidu d'un jaune-rougeâtre.

Voici l'analyse de cette fontaine par Vogel de Munich. Il en résulte qu'il se trouve dans une livre de 16 onces les matières suivantes, libres d'eau :

Muriate de soude . . .	63,00	Grains
Muriate de potasse . . .	1,00	—
Muriate de magnésie . .	6,00	—
Sulfate de soude	2,00	—
Sulfate de chaux	2,00	—
Carbonate de chaux . .	5,00	—
Carbonate de magnésie .	2,00	—
Carbonate de fer oxidulé	0,75	—
Silice	0,25	—

| Parties solides . . . | 82,00 Grains. |
| Gaz acide-carbonique . . | 25 Pouc. cub. |

Il suit de cette analyse que le Rakoczi est une des sources ferrugineuses-salines-muriatiques les plus riches en substances solides.

A l'est de la fontaine principale, et selon l'opinion de Maas, en communication souterraine avec elle, le Pandour, ou fontaine des bains, sourd pareillement dans une cuve de chêne, n'ayant que deux pieds de diamètre, et couronnée d'un revêtement en pierre. Le jet de-même sort à douze pieds de profondeur et d'un fond rocailleux. Cette fontaine en jaillissant fait encore un plus grand murmure, et détermine une multitude innombrable de bulles d'air, qui remontent sans fin du fond de l'eau. Sa température est de + 9° Réaumur. Elle

nc gèle aussi jamais, et d'après les essais de Goldwitz le thermomètre à l'état de glace et à l'air libre,
a indiqué dans la source $+ 7°$ Réaumur. L'eau
puisée fraîchement a une saveur également réfrigérante et âcre de sel, moins agréable que celle du
Rakoczi. La différence du Pandour avec le Rakoczi,
autant qu'on peut en juger sur les propriétés perceptibles et d'après les examens chimiques, consiste
dans un contenu plus fort d'acide carbonique et dans
la quantité plutôt que dans la qualité des parties
constitutives, comme le montre l'analyse ci-jointe,
également due au docteur Vogel.

Une livre de 16 onces a donné à l'état libre
d'eau les matières suivantes :

Muriate de soude . . .	59,00 Grains
Muriate de potasse . . .	0,50 —
Muriate de magnésie . .	7,00 —
Sulfate de soude	1,50 —
Sulfate de chaux	2,50 —
Carbonate de chaux . .	7,50 —
Carbonate de magnésie .	1,50 —
Carbonate de fer oxydulé	0,50 —
Silice	0,50 —
Parties solides . . .	80,50 Grains.
Gaz acide-carbonique . .	29 Pouc. cub.

La fontaine Maximilien, ou Sauerbrunn, dont la colonne d'eau a huit pieds de hauteur, et dont le puits de deux pieds de diamètre est environné d'une paroi de marbre gris et garni d'un couronnement du même minéral, jaillit également avec un grand bruit et sous un développement de bulles d'air dont l'ascension continue et la crépitation causent dans l'eau une agitation permanente. Fraîchement puisée, elle est pure comme le cristal, mais plus l'acide carbonique s'échappe, plus le verre se trouble, et il se forme contre les parois une couche menue de carbonate de chaux et de magnésie, très dissoluble à l'action de l'acide nitrique. L'eau a une température de + 9 ½ deg. Réaumur, variant aussi un peu aux influences extérieures. D'après les examens de cette même fontaine par GOLDWITZ, le thermomètre indiquait dans cette source : + 7 d. R. au point de congélation de l'atmosphère extérieure, et sous l'action des rayons solaires : + 9 d. R. ni plus ni moins, à une chaleur de 34 d. au soleil et de 20 à l'ombre. Goutée fraîche, cette eau a une saveur très-agréable, rafraîchissante et d'une pointe quelque peu saline; les étrangers et les habitans en font très souvent leur boisson ordinaire. Elle n'a point de goût particulier pour les nouveaux-arrivés, et peu d'hôtes partent sans emporter, pour quelques jours, le vif désir de se désaltérer dans un verre de la fontaine Maximilien.

L'analyse correspondante aux examens précités du Rakoczi et du Pandour, a la teneur suivante.

Dans 16 onces :

Muriate de soude	17,5 Grains
Muriate de potasse . . .	1,9 —
Muriate de magnésie . . .	2,5 —
Sulfate de soude	1,0 —
Sulfate de chaux	1,0 —
Carbonate de chaux . . .	2,0 —
Carbonate de magnésie .	1,0 —
Carbonate de fer oxidulé .	0,9 —
Silice	0,0 —
Parties solides	26,0 Grains.
Gaz acide-carbonique . .	25 Pouc. cub.

Voici un aperçu comparatif d'après l'analyse chimique la plus récente, que Mr. le conseiller aulique KASTNER d'Erlangen a entreprise en 1830, et qui dans une livre de 16 onces donne à l'état libre d'eau, les résultats suivans :

	Fontaine salée ou font.Max.	Fontaine principale ou Rakoczi.	Fontaine des bains ou Pandour.
Gaz acide-carbonique	30,24 P.c.	24,25 P.c.	28,85 P.c.
Muriate de soude	18,25 Gr.	62,05 Gr.	57,00 Gr.
Muriate de potasse.	1,02 —	0,91 —	0,25 —
Muriate de magnésie	3,05 —	6,85 –	5,85 —
Muriate d'ammoniaque. . . . ,	0	0,05 —	0,04 —
Hydroiodate de magnésie . . .	0	vestiges	vestiges
Hydrobromate de magnésie . .	0	0,70 Gr.	0,68 Gr.
Carbonate de soude	0,35 —	0,82 —	0,03 —
Carbonate de chaux	2,70 —	3,82 –	5,85 —
Carbonate de magnésie	1,82 —	2,50 —	1,62 —
Carbonate de strontiane. . . .	0	vestiges	vestiges
Carbonate de fer oxidulé . . .	0	0,68 Gr.	0,45 Gr.
Carbonate de manganése oxidulé	0	vestiges	vestiges
Carbonate de lithion.			
Phosphate de soude	0,12 Gr.	0,17 Gr.	0,05 Gr.
Sulfate de soude.	1,85 —	2,00 —	1,75 —
Sulfate de chaux.	0,77 —	2,50 —	0,75 —
Silice	0,47 –	2,25 —	1,55 —
Alumine.	0	0,18 —	0,05 —
Extrait organique	0	0,15 —	0,09 —

En 1831, Mr. Kastner donna les deux analyses comparatives suivantes des fontaines Thérèse et Maximilien : En 16 onces, à 8¾ degrés de Réaum. et sous la pression barométrique de 27″ 8,5‴, sont contenus dans :

La fontaine Thérèse		La fontaine Maximilien.
	SUBSTANCES VOLATILES :	
28,35 Pouc.c.	Gaz acide-carbonique libre	31,04 Pouc.c.
0,05 —	Gaz oxigène	0,003 —
	SUBSTANCES SOLIDES :	
	Grains	
0,39 Grains	Carbonate de soude	0,380 Gr.
0,05 —	Carbonate de potasse	0
2,37 —	Carbonate de magnésie	1,825 —
2,00 —	Carbonate de chaux	2,590 —
douteux	Carbonate de lithion	vestiges
1,35 Grains	Sulfate de soude	1,860 Gr.
0,75 —	Sulfate de chaux	0,650 —
0,15 —	Phosphate de soude	0,125 —
0,50 —	Silice	0,465 —
18,40 —	Muriate de soude	18,270 —
0,85 —	Muriate de potasse	1,002 —
vestiges	Muriate de lithion	0
2,72 Grains	Muriate de magnésie	3,102 —
0,07 —	Hydrobromate de soude	0
vestiges	Hydrobromate de magnésie	vestiges
vestiges	Hydroiodate de soude	0
vestiges	Matière extractive ou extrait organique	vestiges

La fontaine salée jaillit sur la saline déjà mentionnée, près du village de Hansen situé à une demi-

lieue de Kissingen, et se recommande hautement à l'attention, tant sous son rapport avec l'histoire naturelle qu'avec la thérapeutique. L'ascension et la baisse périodiques de cette source se manifestant à l'instar d'un flux et reflux, a été dans les plus derniers temps l'objet assidu des observations de Mr. le prof. Osann de Wurzbourg, qui a communiqué ses manières de voir à ce sujet, dans la première séance générale des naturalistes et des médecins à Iéna. Ce phénomène extrêmement remarquable, a lieu dans des périodes déterminés, mais quelquefois irréguliers. On a observé ce mouvement en haut et en bas toutes les trois, toutes les quatre et toutes les dix heures. Mr. Osann l'a vu en vingt quatre heures se renouveler dix fois à intervalles réguliers, et il explique ce phénomène de la manière la plus sensée, c'est-à-dire, par une éruption intermittente d'acide - carbonique dans l'intérieur de la terre, éruption qui élève la source et dès que l'acide-carbonique s'est déchargé en grande partie sur la surface de l'eau, la laisse redescendre pour l'élever ensuite sous l'action d'une nouvelle colonne d'acide-carbonique. Soit la cause donnée par le professeur Osann l'occasion la plus prochaine de ce phénomène remarquable, ou bien est-il produit d'une autre manière, toujours reste-t-il un résultat magnifique de la vie intime répandue dans le sein de la terre. Cet admirable spectacle, je l'ai contemplé des heures entières, et je puis dire qu'il a réclamé au plus haut point mon intérêt et celui de mes très-nombreux compagnons. La couche d'acide-carbonique étendue sur le niveau de l'eau prend en hauteur un espace de plus de deux pieds, et sert aux buts médicaux les plus variés, dont nous donnerons les développemens spéciaux dans un article à part. La pesanteur spécifique du gaz acide-carbonique et la manipulation rendue par là si facile de ce fluide aériforme, donnent sujet à plusieurs expériences qui rapportent aux amateurs autant d'instruction que de plaisir, et recommandent beaucoup la promenade de la saline aux hôtes de Kissingen.

La fontaine salée est un trésor pour l'Établissement; elle justifie la grande attention qu'on lui a consacrée, et j'éprouve un plaisir véritable et agréablement acquis, de pouvoir donner ici une description détaillée de cette source. Mr. le conseiller de cour Kastner qui a déjà depuis plusieurs années appliqué des observations et des expériences à cette eau salée, à ses propriétés ainsi qu'à sa périodicité, température, poids spécifique, à son contenu en gaz et à l'air des gradoirs, et qui les a fait connaître en partie dans l'Archive pour la chimie et la minéralogie, en partie dans l'Archive pour la physique générale, a eu la bonté de me communiquer le résultat de ses analyses appliquées à la fin de l'année qui vient de finir (du 21 au 26 décembre 1836). En reconnaissant cette bonté avec une vraie gratitude, je me permets d'exposer à la connaissance publique les données de ces intéressantes expériences, en grande partie d'après le document littéral du célèbre Chimiste.

La fontaine dite *ronde*, d'ordinaire appelée à présent la *riche* fontaine de la saline, connue dans le monde par l'ascension périodique de son eau salée et de son acide carbonique-gazeux, dispense, règle commune, quarante pieds cubes (mesure bavaroise) à la minute; l'affluence est plus grande encore lorsqu'on en puise l'eau saline au moyen des huit appareils d'ascension pratiqués dans la source. En outre, ce qui est le cas ordinaire, il s'écoule sans profit dans la Sale une portion considérable de l'eau salée, qui pourrait servir en tous cas pour les bains.

Par une sécheresse persistante, l'affluence diminue de quelques pieds cubes à la minute. L'eau salée de la fontaine communique au Schönborn, éloigné d'elle d'une demi-lieue et au Frédéricsbrunn. La densité et le contenu des substances solides (y compris la valeur saline exprimée en proportion centésimale) varient également de temps à autre : ils sont plus forts particulièrement en hiver que dans les premiers mois de printemps; plus forts en juillet qu'en juin et août; en automne comme en juillet et dans les premiers mois d'hiver. Il semble résulter de plusieurs observations continues, que le poids spécifique de l'eau salée dans le milieu de l'année, moment des différences capitales, se porte à celui de 1,00545. Cette eau salée, à laquelle se rapportent les données expérimentales qui suivent, a indiqué, à la température de 16 Réaumur ou de 20 Celsius, un poids spécifique en proportion avec l'eau commune, de 1,0158 à 1,0000.

La température de l'eau saline demeure semblable à elle-même ou presque semblable; elle s'est manifestée dans trois mesurages divers, comme 15°,5, 15°,7 et 15°,6; ainsi valeur moyenne 15°,6 selon Réaumur ou 19°,5 d'après Celsius.

En approchant du nez, non loin de la couche d'acide-carbonique étendue sur l'eau salée, pour puiser l'eau salée elle-même dans un seau, on éprouve une *odeur* peu sensible d'*acide carbonique-vitriolé* ou *ferrugineux*, c'est-à-dire *aigrelette*. Quoique l'acide carbonique ne répande aucune senteur particulière, il excite néanmoins dans le nez un picotement qui lui est propre, et qui dans ce cas est accompagné sensiblement d'une odeur de vitriol ou d'une sensation rappelant au goût de l'eau martiale. En sortant de la fontaine, l'eau saline affecte le palais à l'instar d'un acide carbonique-saumâtre, elle conserve ce qu'elle a d'acide carbonique et en même temps son contenu de fer ou du moins la plus grande partie de ce contenu, une durée étonnamment longue. Dans une chambre de 12 à 15 degrés de chaleur atmosphérique, on a versé dans une capsule de porcelaine, ayant environ 13 à 14 pouces de diamètre dans l'ouverture, et 4 à 5 pouces de profondeur, une quantité d'eau saline assez grande pour toucher l'extrémité des bords ; elle y demeura 36 heures. Deux heures après elle paraissait moins trouble et manifestait encore une très forte réaction sur l'infusion de l'acide gallique qu'elle colorait d'un rouge-pourpre, et sur l'hydrosulfate d'ammoniaque qu'elle noircissait; quatre heures après, cette influence réactive était encore plus visible, un peu moins huit heures après, mais toutefois encore manifeste après 24 heures, et seulement enfin, après 36 heures il ne resta plus qu'une trace douteuse et passagère d'une réaction ferrugineuse. On peut l'élever à la chaleur de 27 et 28 deg. Réaumur sans lui faire perdre tout le fer, de même aussi qu'à cette dernière température, il existe encore en elle des fragmens perceptibles de muriate de chaux et de magnésie. Ainsi l'eau salée dirigée à Kissingen pour l'usage des bains, ne contiendrait pas seulement de la magnésie ou du carbonate calcaire, mais encore une quantité remarquable de carbonate de fer oxidulé. Le contenu de fer dans 16 onces d'eau saline fraîche, s'élève à 0,355 grains de carbonate de fer oxidulé. L'eau saline n'est pas entièrement claire; relativement à la transparence de l'eau, comme 805 à 1000. Vaporisée, elle laisse de 16 onces un peu plus de 170 grains. Il ne faut pas trouver étonnant que la somme des sels, comptés d'après les données de l'analyse, soit un peu excédante, vu que la vaporisation enlève un peu de brome

et même, si on n'a pas soin de joindre du sel ammo-
niac, de l'acide muriatique avec plus ou moins d'acide
carbonique. Les réactifs ont fait voir aussi bien dans
l'eau saline fraîche, que dans l'eau-mère et dans
le dépôt terreux de l'acide carbonique libre, ainsi
que de l'acide sulfurique lié, des vestiges dou-
teux d'acide phosphorique, plus : du chlore, du
brome, des vestiges très-minimes de iode, puis de
la magnésie, de la chaux et peu d'ammoniaque,
au contraire beaucoup de natron, moins de kali,
encore moins de lithion, point de strontite, mais
bien du fer, et à côté des sels, des traces d'une
matière extractive.

Cette matière dite extractive est une liaison de
plusieurs corps. Les acides de source découverts
par BERZELIUS ou plutôt les acides qui leur sont
semblables, forment avec de l'ammoniaque, de la
silice et de l'alumine cette matière extractive que
l'eau calcaire précipite en partie de l'eau saline.

L'analyse fournit les résultats suivans :

	Dans le 1000ᵉ de poids	En 16 onces
	sont contenus :	
Sel commun	14,00020	107,51536 Gr.
Sel digestif	0,12750	0,979200 —
Muriate de lithion	0,02500	0,192000 —
Muriate de magnésie	3,18700	24,516100 —
Muriate de chaux	0,52000	3,993600 —
Hydrobromate de magnésie	0,00820	0,062976 —
Hydroiodate de soude	vestiges	0,000002 —
Phosphate de soude	vestiges douteux	vestiges ?
Sulfate de soude	3,29530	25,30791 —
Carbonate de magnésie	0,83500	6,4128 —
Carbonate de chaux	0,2150	1,6512 —
Carbonate de fer oxidulé	0,04645	0,3550 —
Carbonate de magnésie	0,00015	0,00015 —
Matière extractive ou acide de sources, ammoniaque, silice et alumine	0,11250	0,1125 —
	22,37230	171,098798 Gr.

La couche de gaz qui se trouve sur l'eau saline
ascendante, varie dans son contenu d'acide carbonique d'une manière très-sensible avec l'insinuation
de l'air extérieur, et selon les proportions de la
montée et de la baisse de l'eau saline jusqu'à son
plus grand état de profondeur. A l'état le plus élevé
et à l'absence de tout courant d'air extérieur, Mr.
le conseiller de cour KASTNER l'a trouvée riche de

gaz acide-carbonique dans la proportion de 92 à 95 pour cent, point de gaz hydrogène carboné, mais bien un peu plus de gaz azote que dans l'air atmosphérique, c'est-à-dire, de gaz azote 81 à 82 pour cent, dans la proportion de 19 à 18 de gaz oxigène. L'introduction de l'air par le jeu continuel des portes du bâtiment, et l'abaissement de l'eau saline augmentent en elle l'air atmosphérique toujours de quelques unités pour cent. Mr. le conseiller de cour KASTNER a, dès l'an 1832, fait l'application de ces examens que je viens de rapporter.

Il ressort des analyses ci-communiquées quatre groupes particuliers, distinguant par des propriétés spéciales les sources et bains de Kissingen.

En premier lieu, le Rakoczi et le Pandour, comme sources muriatiques, contenant du carbonate de fer avec une grande prépondérance d'acide carbonique.

Deuxièmement, les fontaines Maximilien et Thérèse, comme réfrigérants purs et riches d'acide carbonique.

Troisièmement, les sources gazeuses, très-riches d'acide carbonique mélangé d'air atmosphérique.

Et quatrièmement les bains d'eau saline.

COMPARAISON DES SOURCES MINÉRALES DE KISSINGEN AVEC D'AUTRES EAUX SALU-TAIRES.

Après avoir exposé les parties constitutives des sources de Kissingen, nous sommes conduits à une question que l'on entend souvent renouveler dans les bains et qui s'attache presque inévitablement à des sources destinées à la célébrité. Que celui qui ne connait pas encore Kissingen demande : *avec quelles sources minérales celles de Kissingen ont les plus intimes ressemblances*, c'est tout-à-fait dans l'ordre ; il est à regretter seulement, que la réponse implique trop de difficultés et de conditions, pour qu'elle puisse toujours combler tous les vœux. S'il ne s'agit que de la comparaison des élémens, oui, sans doute, rien de plus facile que de fournir les analyses et les tables comparatives qui les contiennent ; mais s'informe-t-on de l'effet, la réponse devient alors une difficulté réelle. Chaque source médicale est un résultat individuel d'une vivante activité de la nature, et par conséquent, chacune a dans son cercle d'action, des propriétés individuelles, dont l'analyse la plus subtile ne saurait non seulement donner l'explication, mais qui ne peuvent réellement être bien comprises qu'après une observation attentive, et sans préoccupation, de la nature. Ce qui a de la ressemblance avec une chose n'est pourtant pas cette chose elle-même, et parce que dans une maladie, auprès d'un malade, on vante telle source, le mérite connu de telle autre source n'en reste pas moins incontesté. C'est un zèle qui n'est rien moins que scientifique, et qui nuit essentiellement aux effets d'un traitement que d'exiger, dans les remèdes donnés, la distinction extérieure et sensible des similitudes, et c'est une peine tout-à-fait perdue que de chercher pour soi de pareilles similitudes, et de les faire valoir lors-même qu'elles ne sont point sanctionnées par l'expérience. Cela préalablement posé, faisons suivre quelques notifications pour ceux qui désirent connaître les ressemblances des sources de Kissingen avec les autres sources minérales du pays et de l'étranger.

Le plus ordinairement on compare le Rakoczi à Karlsbad, et plusieurs de ses amateurs l'ont vanté comme un *Karlsbad froid*. Cependant on ne peut tirer de-là aucune indication certaine des différentes influences de l'un et de l'autre, et la similitude appréciée ne peut reposer que sur leur position dans une vallée, leur contenu de différents sels et leur efficacité en certaines circonstances pour les viscères du bas-ventre. Là finit toute comparaison; car la plus fidèle observation de la nature nous apprend que les malades que Kissingen n'a pas rétablis, se guérissent parfaitement à Karlsbad, que d'autres au contraire, qui en prenant les eaux de Karlsbad en étaient venus dans un été au danger de perdre la vie, ont été sauvés l'été suivant par les sources de Kissingen.

On a comparé encore plus souvent le Rakoczi aux sources d'Egre et de Marienbad. On ne saurait nier, que dans la source saline et dans la manière de sourdre du Franzbrunn et du Kreuzbrunn à Marienbad, il ne se présente, avec toute la disparité des parties constitutives, certaines similitudes qui, en des circonstances données, embarassent pour le choix le médecin le plus expérimenté. Quand Siebold soutient, que les sources d'Egre ne sont jamais tout-à-fait à leur place dès que le Rakoczi est indiqué, autant dire que toutes les sources ont cela de commun entr'elles; car aucune en particulier n'est parfaitement à sa place, dès qu'une autre est indiquée. On ne peut néanmoins révoquer en doute, que les fontaines ci-nommées, la source saline, le Sprudel et le Kreuzbrunn à Marienbad, agissent dans une direction égale sur les anomalies de la nutrition, et si l'on ne peut nier que les sources d'Egre et de Marienbad ne soient très-efficaces dans beaucoup de cas, à cet égard l'efficacité du Rakoczi est des plus excellentes, car il jouit de la faculté très-insigne d'une facile appropriation, et par-là convient à une foule de circonstances. Le Kreuzbrunn, malgré toutes les différences des parties constitutives, a dans la manière d'effectuer, la plus grande similitude avec le Rakoczi. Grâces à leurs admirables effets, la réputation de ces deux sources est si bien fondée que l'une et l'autre continueront de fleurir ensemble et de mériter les mille bénédictions de leurs hôtes.

La source salée située à Pyrmont et dont TRAMPEL et PIEPENBRING ont donné une description détaillée, passe aussi pour avoir quelque ressemblance avec le Rakoczi. Elle contient toutefois une quantité considérable de muriate de soude, et cette quantité jointe à l'efficace que la source de Pyrmont révèle dans les scrofules chroniques, peut bien être le point de réunion de la source saline de Pyrmont avec celle de Kissingen. On en doit dire autant de la fontaine St.-Maurice en Suisse, de la source muriatique de *Bourbon l'Archambault*, dans *le département de l'Allien*, et enfin de la source saline de *Balaruc*,

dans *le département de l'Hérault*, lesquelles man-
quent toutefois complètement de carbonate de fer.
Toutes les sources nommées sont, en pareils cas
de maladies, recommandées de même que le Rakoczi
de Kissingen; mais elles lui cèdent de loin le pas
dans l'intensité de leurs vertus.

Quant au Pandour, Siebold l'a comparé aux sources de Wiesbad; elles agissent les unes et les autres
profondément sur la vie alimentaire, les unes et les
autres dissolvant et bien d'accord, mais non pas dans
une égale direction; ainsi les unes et les autres guérissent la goutte et les rhumatismes, mais la guérison ne s'en suit pas d'une manière identique. Tant
que la goutte, dans ses différentes formes et directions, siège dans le système sensible profondément
altéré, affection qui augmente la susceptibilité à
l'égard des influences extérieures, et qui aliène de
mille manières l'activité de la vie de nutrition,
Wiesbad sera là pour produire le plus grand soulagement, et tout autre remède ne pourra que difficile-
ment le surpasser. La douce chaleur permanente dans
les sources de Wiesbad est, sous les circonstances
citées plus haut, une supériorité à laquelle le médecin
doit attacher un grand prix. Dès-lors, au contraire, que
la goutte a ses racines dans la stagnation des humeurs

aux viscères du bas-ventre, dès-lors que les métamorphoses goutteuses sont excitées par inertie dans
le système de la veine-porte, et produites par une
torpidité de la peau, dès-lors le Pandour ne manquera jamais son effet. WETZLER, qui a tant mérité
des eaux de Kissingen, a aussi raison de soutenir
que les bains du Pandour, déjà à la température de
25 deg., ont une influence bienfaisante et vivifiante,
telle qu'il ne l'a pas encore expérimentée dans aucun
autre bain. En France, les bains de Bourbon dans
le départ. de la Haute-Marne, comparés avec ceux
de Kissingen par plusieurs Français, qui y sont venus
pour suivre la cure, sont néanmoins si peu connus
qu'une célébrité si médiocre laisse beaucoup à désirer encore avant de sanctionner une influence réelle.

La source de Hombourg, près de Francfort-sur-
Mein, a été appréciée comme un second Rakoczi.
Il est permis de dire de cette nouvelle source, que la
position en est superbe, les entours excellents, seulement la fontaine n'est point le Rakoczi ; il suffit de
consulter ce que les phénomènes y ont de sensible
pour distinguer une grande différence, et l'expérience n'a rien à relater des eaux de Hombourg.

On a comparé le Sauerbrunn et la fontaine qui
lui est intimement apparentée, le Thérésienbrunn

avec l'eau de Selters, de Bilin et de notre Obersalzbrunn. A la vérité, le rapport de qualité et de quantité des parties constitutives n'est pas le même dans
toutes ces sources, cependant la saveur réfrigérante,
restaurative et rafraîchissante, commune à toutes,
parlerait en faveur de leur ressemblance dans les premiers effets, et néanmoins après tout, une épreuve
faite sans préoccupation nous montrera bientôt les
différences qui prédominent dans les acidules ci-
nommés. Nous ne saurions oublier de parler ici des
propriétés toutes particulières que présente le Selterbrunn relativement à la nutrition générale et particulièrement en cas de la formation des tubercules,
cas où il est très-souvent recommandé même contre l'irritation du système sanguin, et dans lequel
il procure les plus heureux services. Il doit ces propriétés excellentes non seulement à son contenu de
substances, mais aussi à sa douce température de
14 d. Réaum. C'est le même rapport que nous rencontrons dans notre tiède source de Reinerz, et qui
mérite d'autant plus tous les éloges, particulièrement
dans les maladies chroniques de poitrine et nommément dans des phthisies, que le mélange insigne de
cette source avec les excellents petits-laits spécialement
appropriés au même but qu'elle, est beaucoup plus

efficace que le Selterbrunn mélangé de lait pur, malgré tout ce qu'en peuvent dire de louanges Hufeland, Zimmermann et beaucoup d'autres médecins. L'Obersalzbrunn est tout spécialement approprié aux membranes pituitaires, et dès-que cette sécrétion se trouve aliénée et dérangée de quelque façon, il se manifeste toujours alors des rapports auxquels l'usage de l'Obersalzbrunn répond de la manière la plus efficace; depuis le catarrhe chronique à travers toutes les séries et les directions de la membrane pituitaire et ses sécrétions lésées, jusqu'aux désordres les plus profonds dans les superficies internes des organes individuels, l'Obersalzbrunn confirmera ses bien-heureuses influences et fera rétrograder les métamorphoses à leur naissance. Le Bilinerbrunn déploie la vertu la plus bienfaisante dans la digestion; on s'en sert particulièrement contre tous les dérangemens qui proviennent dans la dimension première et supérieure, à laquelle appartient toute la série des dyspepsies, et celles-ci, quelque soit leur intensité, y trouvent une guérison d'autant plus sure qu'elles ont pour fondement, en dehors de tous les dérangemens organiques, un état atonique plus pur.

Le Maximiliansbrunn de Kissingen possède, outre les propriétés qui lui sont communes avec les sources salines ci-nommées, des propriétés toutes spéciales; il appartient au système glandulaire général et à la vie la plus intime de la nutrition, et ce serait bien ici le moment propice de demander de combien l'usage répété et quotidien de cette eau a contribué à ce que, parmi les endémiques, les scrofules et les vers soient si rares chez les enfans, et les maladies hémorrhoïdales chez les personnes âgées.

Il ne saurait être question de comparer la source gazeuse de Kissingen à toute autre semblable, car on est loin encore d'être parvenu à force d'observations, à pouvoir décider avec assurance d'un point de vue supérieur de médecine pratique, quel est le mode d'action de l'acide carbonique des différentes sources d'où il se développe. C'est là qu'avec beaucoup de vraisemblance on peut conclure la parité des effets.

Dans l'été de 1838, Mr. le D^r. PFRIEM de Wurzbourg a reçu une commission auprès de cette source, tant pour faire appliquer les bains gazeux sous une direction plus immédiate et plus spéciale, que pour recueillir les résultats qui en ressortent pour la science. Mr. PFRIEM s'est appliqué avec le plus grand zèle à s'acquitter de sa tâche, et l'on ne peut qu'attendre les plus heureuses suites de ses travaux. Les remarques recueillies jusqu'à présent donnent lieu de croire que pour différentes sortes de paralysies, pour la torpidité de quelques fonctions, pour la stagnation de sécrétions habituelles, l'application des bains gazeux présente un remède très-efficace.

Les bains d'eau salée ont aussi été un sujet de comparaisons, et dans ce domaine de la science on a tout mesuré du sommet à la base. Plusieurs ont placé les effets des bains de source saline à côté des effets produits par les bains de mer, et ont essayé de montrer que les premiers pouvaient dispenser des derniers ; d'autres ont proposé pour bains une dissolution de sel commun ou de mer, et par-là ont voulu remplacer les bains de source salée et même d'eau marine, l'un et l'autre avec déraison. Le bain en pleine mer est sans contredit de l'influence la plus élevée et la plus puissante. A l'océan qui couvre, comme on sait, deux tiers du globe et dans une foule d'endroits à une profondeur immense, dont les flots se meuvent sans relâche, dans le sein duquel des myriades infinies d'êtres vivent et meurent, à ce grand Tout organique il a été assigné sans doute un rôle plus important que celui de donner retraite à tous les rebuts de notre planète et de pourvoir la table des gourmets, de poissons, d'huîtres et de homards. Cette masse d'eau est sans aucun doute une manifestation grandiose de la vie répandue dans la nature, et déploie des forces que l'homme peut pressentir et que jamais chimiste ne peut enseigner. Si les fluides impondérables, demande WURZER avec raison, ne sont pas ici dans une activité incalculable, où faudrait-il donc les chercher ailleurs? Que ceci serve à établir que les bains de source saline, dont nous discuterons les effets plus tard, n'ont pas le droit, malgré toute leur efficacité, d'entrer jamais en comparaison avec les bains en pleine eau marine. Quiconque s'avance pour la première fois sur le rivage de la pleine mer, absorbé par le sentiment d'un spectacle qu'il n'a jamais vu, et plein du pressentiment de l'invisible, pourra se convaincre bien facilement qu'il y a eu dans ce magnifique déploiement une intention plus étendue que l'influence d'une eau saline amère.

C'est également une grande erreur de croire que des dissolutions de sel commun et de sel de mer puissent produire l'effet que nous sommes autorisés à attendre d'eaux salines naturelles. La plus grande efficacité depend ici manifestement de la liaison naturelle et intime des eaux salines. Paracelse qui,

à toute la rudesse de son esprit, et à tous les para-
doxes de ses opinions joignait un talent précis d'observation et dominait son temps en beaucoup de
·rapports, dit en recommandant les bains d'eau saline
pour plusieurs maladies : *On aura beau réduire le
sel sec en saline, on ne lui rendra jamais pourtant la force de la saline.* Il apparaît évidemment
de-là, que Paracelse a eu des idées très-justes de
l'emploi de l'eau saline. Cependant les anciens médecins mettaient peu en usage l'eau marine, et la
gloire de l'avoir mieux fait connaître et de l'avoir
employée plus fréquemment appartient au temps
moderne; tous les jours encore l'on se convainc de
plus en plus que des dissolutions de sel ne peuvent
rendre ces bains indispensables.

EFFICACITÉ DES SOURCES MINÉRALES DE KIS-SINGEN EN GÉNÉRAL.

Tout effort supérieur dans une branche du savoir
humain a son mérite reconnu grand et incontesté,
même si l'influence de cet effort sur le côté pratique

de la vie ne peut s'élever dans l'application aussi haut que voudraient le prétendre certains hommes préoccupés de leur sujet. Cette remarque s'applique tout particulièrement aux analyses chimiques des sources minérales, dont l'importance scientifique mérite sans contredit la plus haute et la plus vive reconnaissance, mais dont l'influence sur la décision des vertus salutaires des sources ne saurait jamais servir de mesure principale et le moins du monde de mesure unique. La différence et souvent l'opposition des résultats qui se manifestent dans les recherches des chimistes les plus capables; la défectuosité incontestable des données, car chaque jour apporte une nouveauté, et chaque expérience répétée révèle de nouvelles parties constitutives; le fait positif que beaucoup de sources avec des élémens homogènes en apparence, produisent bien notoirement les effets les plus différens, tandis que d'autres, où l'expérience chimique découvrait des parties constitutives très-différentes, agissent dans la même direction, et enfin cette circonstance qu'il existe des sources extrémement salutaires et d'une réputation à toute épreuve, sans que pourtant la chimie ait pu y découvrir la moindre substance virtuelle; témoin, pour ne citer qu'un exemple, les thermes de Gastein et de Pfeffers en Suisse ; toutes ces considérations auraient bien dû rectifier le jugement prononcé sur le mérite des analyses chimiques, quand il s'agit de déterminer la valeur thérapeutique des diverses sources de guérison, et convaincre les médecins, que cette manière de procéder n'est pas toujours la voie la plus sûre dans la médecine pratique. Le principe que déjà les anciens distinguaient comme *esprit des sources*, et que l'on a cherché d'une façon très-matérielle, uniquement dans l'acide carbonique, est cet être spécifique, impondérable qui donne aux sources leur efficacité et leur importance réelle, et qui, tout en échappant jusqu'ici aux efforts de la chimie, ne s'est manifesté que par ses nombreux effets de bénédiction. De-là aussi les fontaines imitées par l'art n'atteignent *jamais* les résultats des fontaines données par la nature. On peut bien mélanger du fer et du sel et les dissoudre dans une eau saturée d'acide carbonique ; mais pénétrer organiquement d'acide carbonique ces bases constitutives, mais vivifier les eaux ; voilà ce qui est impossible. La voie de la perception tranquille et libre et d'une observation fidèle de la nature a conduit durant des milliers d'années les médecins avec assurance, et protégé d'une manière pleine d'heureux résultats, la science contre l'ignorance et la décadence, dont le délire et l'erreur de toutes sortes l'ont menacée à certaines époques. Cette voie nous guide aussi dans cette question où il s'agit de l'effet des sources les plus salutaires. Qui ne sait que, dans des maladies de longue durée, après avoir employé en vain les remèdes les plus nombreux et les plus divers, les malades et les médecins ont tourné leurs espérances vers les sources minérales, et y ont trouvé réellement le secours cherché. Plusieurs autres circonstances peuvent bien dans cette occasion sans doute contribuer à l'effet; mais cependant on ne saurait méconnaître l'influence efficace et capitale des sources minérales. Les dérangemens dans le fond même de l'économie alimentaire, les désaccords dans le domaine de la sensibilité, et les phénomènes d'une prostration croissante des forces animales, telles sont en particulier les formes chroniques où l'usage des eaux manifeste une vertu de guérison de la manière la plus certaine et la plus radicale.

C'est un devoir pour l'auteur de cet écrit de faire connaître les heureux effets qu'ont eus les sources de Kissingen dans diverses maladies; ce jugement s'appuie de la conviction des malades de toutes sortes qui se rassemblent chaque année par centaines à ces sources, des guérisons qui s'accomplissent souvent en eux d'une façon qui tient du prodige, et des résultats insignes produits par la boisson du Rakoczi que l'on expédie dans tous les pays de l'Europe, même dans les régions d'outre-Europe et que l'on accueille partout avec éloge et reconnaissance.

Que l'œil exercé par quelques années d'expérience médicinale passe en revue, par une belle matinée d'été, la société des bains, réunie dans le jardin de l'établissement de Kissingen; il apercevra d'un seul regard le prototype fondamental de toutes les formes de maladies qui viennent y chercher du secours. La plupart des personnes qui voyagent par plaisir à Kissingen sont des hommes au retour de l'âge, d'une corpulence developpée et vigoureuse en apparence. La majeure partie fait à la vue l'effet d'avoir connu la vie avec tout ce qu'elle peut offrir, et d'en avoir bien joui. On y trouve peu de ces êtres jeunes et joyeux convives de la vie, et parmi ceux qui paraissent à Kissingen, la plupart sont attachés à la compagnie, au soin et à l'entretien des chers et dignes hôtes. La prééminence numérique des baigneurs âgés est visiblement l'unique raison qui met l'ordonnance d'un bal à Kissingen, au rang des hauts problèmes, et n'en laisse apparaître que de très-rares exemples, parce que là, règle générale, sur dix personnes on en compte à peine une disposée à la danse, attendu qu'une telle proportion met obstacle à toute récréation dansante. Le connaisseur en conclûra que la pluralité des baigneurs souffre de dérangemens dans les parties intimes de la nutrition, d'obstructions dans les viscères du bas-ventre, de secrétions anormales et d'altérations considérables dans le jeu des nerfs abdominaux; le teint livide ou tirant sur un gris terreux, la gravité des traits, la concentration de tout l'individu indiquent clairement dans la plupart, que la circulation de la veine-porte est embarrassée dans toutes ses directions.

Cette courte notification embrasse tout le cercle d'action des sources de Kissingen, et heureux le malade qu'elles délivrent entièrement de ces maux. La plupart de malades qui se sont informés des effets à attendre des eaux de Kissingen, et ont élevé leur attente au degré d'une conviction intime et personnelle, espèrent, que les principes salins de ces sources exercent en eux une action dissolvante, et que les principes ferrugineux soutenus par l'acide carbonique les fortifient. Quelque faible satisfaction

que cette explication puisse donner à un examen
vraiment scientifique, il faut avouer pourtant qu'elle
suffit à faire comprendre les effets généraux de la
cure. Le premier effet visible que le malade attend communément et désire, c'est l'augmentation
de la selle; cependant cette augmentation n'est pas
d'une nécessité absolue pour l'effet général, du
moins dans les premiers temps ce n'est pas une
condition indispensable. Au commencement de la
prise des eaux on n'éprouve aucun changement, et
c'est tant mieux de ne pas sentir le moindre changement; c'est la meilleure preuve qu'on supporte
bien les eaux. Cette propriété des eaux d'être ainsi
supportables et de s'approprier avec une facilité ex-
traordinaire à la vie la plus intime de la nutrition
est un avantage essentiel dont on ne peut trop souvent louer les sources de Kissingen. Un cas tout-à-
fait rare à Kissingen, c'est de trouver un hôte qui
après sa cure du matin se plaindrait d'une oppression,
d'un rétrécissement d'halaine, d'un sentiment pénible
au creux de l'estomac et d'autres difficultés pareilles.
La sécrétion qui augmente généralement de prime-
abord et d'une manière fort remarquable, est une
urine souvent chargée de sédimens de toutes sortes,
et cette espèce de sécrétion prouve à quelle profon-

deur effectue sur la nutrition l'usage à-peine commencé de la source. Il se manifeste dans l'urine de
la plupart des malades qui souffrent d'un catarrhe
pituiteux et de ses suites, des résidus pituiteux, chez
d'autres du gravier ou des concrétions pierreuses.
Seulement plus tard arrivent les selles multipliées;
mais on a toujours tort d'estimer l'action bienfaisante des eaux d'après l'échelle numérique des évacuations. J'ai vu certains malades chez lesquels ce
n'était que le volume de l'évacuation quotidienne qui
augmentait, et prenait une consistence pultacée, et
néanmoins chez ces personnes les effets de la cure
étaient favorables au plus haut point. Cette évacuation a aussi quelque chose de particulier; ordinairement c'est sans aucune sensation préalable importante, avec un besoin pressant, et sans affection dou-
loureuse, que suivent les évacuations, en général très
copieuses, plus ou moins fluides et toujours accompagnées d'un sentiment de bien-être. L'abattement
qui suit d'ordinaire, entr'autres circonstances, les
selles fluides copieuses, n'est point remarqué ici; du
moins n'est-il point favorable que les évacuations
soient accompagnées du sentiment très-pénible que
cause une prostation de forces surprenante. A la fin
de la cure, ont lieu communément des selles *gou-*

dronneuses, d'un vert obscur, effectuées avec un grand allègement et, règle générale, considérées comme un présage favorable d'une parfaite guérison. On aperçoit dans les malades qui, à la source même, ou loin de la source, boivent les eaux de Kissingen, une plus grande envie de manger, souvent un très grand redoublement d'appétit. A Kissingen les garçons surtout peuvent raconter comment les baignants font honneur aux mets, et quiconque a laissé courir son esprit d'observation dans la salle à manger, devra avouer qu'il a vu rarement quelque chose de semblable. La plus grande louange à faire de la capacité et de l'attention des frères Bolzano, c'est que pour répondre à cette ardeur d'appétit si généralement répandue, la table des hôtes est toujours bonne et abondamment fournie, et jamais la plainte, qui serait bien injuste d'ailleurs, ne s'est élevée à l'occasion de la pénurie. La meilleure preuve du redoublement de l'appétit à Kissingen, c'est qu'une grande partie des hôtes, qui chez eux avaient, en se nourrissant même plus frugalement, renoncé depuis long-temps au repas du soir, ont ici, après avoir assisté à un diner très-copieux, renouvelé l'habitude de prendre un léger souper; ce repas, grâces au choix soigné des mets et à la modération observée de la part des hôtes, on peut le permettre d'autant plus facilement que jamais je n'eus l'occasion d'en remarquer des suites fâcheuses. Manger moins à Kissingen qu'à la maison, et cesser tout-à-coup lorsqu'on savoure les nourritures avec la plus grande jouissance, comme le prescrit SIEBOLD, est une théorie ruinée, entièrement inapplicable dans la pratique, en ce qu'on ne saurait exiger de pareilles renoncemens là, où d'un côté, le besoin d'une nourriture plus copieuse, naît à raison d'évacuations si souvent répétées, et d'un autre côté, où le mouvement corporel si multiplié dans les bains, le continuel séjour en plein air, et les influences de la vie du bain élèvent si fort l'appétit, que les médecins qui, sous le rapport diététique, voudraient trop stipuler leurs ordonnances selon la rigueur médicale, ne doivent jamais compter sur une grande obéissance.

Une preuve toujours bien accueillie de l'efficacité de ces eaux, est celle qui se manifeste dans les baigneurs affectés d'insomnie, au moment où ils retrouvent le sommeil perdu, sentiment délicieux, bien fait pour réconcilier étroitement l'homme avec sa vie et lui apprendre à sentir et à apprécier le haut prix de la santé retrouvée.

Il existe à Kissingen une mesure médicale que l'expérience ratifie, c'est de ne pas exposer de prime-abord le baigneur à toutes les influences des sources de santé, et d'opérer une transition progressive de l'une à l'autre. Habituellement on commence par boire du Rakoczi; on emploie les bains seulement plus tard, d'ordinaire quand les influences de la fontaine sur le canal intestinal se montrent avec évidence. En cas de nécessité, on peut fort bien aussi recommander le Pandour, et il est d'ordonnance habituelle comme boisson intermédiaire pour passer aux fontaines salées. Vient ensuite, selon le besoin du malade, l'application des sources carboniques et des bains d'eau saline, dont nous allons notifier bientôt les effets particuliers.

C'est également une latitude bien importante et qu'on ne saurait trop louer, que celle laissée à Kissingen, dans l'usage des sources : point de règles fixées et inflexibles. Si le nombre des verres, le choix des sources, l'usage du bain est assigné au malade pour le temps le plus prochain; l'exécution des ordonnances dépend néanmoins de sa situation présente, de la disposition du moment et des impressions particulières des circonstances extérieures, et même si un beau matin le malade désire boire un tel nombre de verres, ne pas prendre son bain ou le prendre, pourquoi ne lui laisserait-on pas en certains cas le privilège du bon plaisir? Il y a chez les baigneurs qui s'observent sans prévention, un sentiment personnel si juste, que ce serait une grande méprise de la part du médecin de ne pas vouloir y faire attention.

EFFETS DES EAUX MINÉRALES DE KISSINGEN CONSIDÉRÉES EN PARTICULIER.

En qualité de la première source de Kissingen, le Rakoczi doit, dans notre revue, garder la primauté qu'il mérite à juste titre. Cette fontaine se distingue non-seulement par sa bienfaisante saveur, mais encore en ce que, grâces au riche contenu de substances que l'analyse a découvertes, elle jouit, avant toutes autres, de la plus grande faculté d'appropriation, et qu'elle est très-supportable pour tous les tempéramens. Son premier effet, quand on a bu de ses eaux, se manifeste sur la membrane pituitaire de l'estomac et du canal intestinal qu'il rétablit dans leur activité regulière, et dans lesquels il produit une affluence plus forte et des sécrétions nouvelles; bu avec lenteur et régularité, il dissout aussi les matières amassées et endurcies dans le canal intestinal et les en expulse; une preuve significative de cet effet, c'est l'évacuation si fréquente de tous ces nœuds qui s'en vont tour-à-tour. Plus tard ses effets en se dirigeant au fond de la vie nutritive, dissolvent et aplanissent les stagnations dans l'intérieur des viscères. Les états morbides des viscères du bas-ventre consistent, comme on sait, ou dans un pur gonflement de l'organe, ou dans l'obstruction des petits vaisseaux ou dans l'induration de leur propre substance. Les deux premiers états ci-nommés cèdent communément à l'usage régulier et convenable des sources de Kissingen. Le Rakoczi ne saurait sans doute dans l'induration totale des viscères nobles, pas plus que nul autre remède produire des guérisons certaines et radicales; mais l'usage de la-dite fontaine produit souvent un grand soulagement, conjure une multitude de symptômes incommodes, et acquiert un haut degré de succès. C'est là une circonstance qui distingue très-avantageusement le Rakoczi des puissantes sources de Karlsbad. Dès-qu'un malade atteint dans le bas-ventre se trouve à Karlsbad avec des endurcissemens d'entrailles accrus à un tel point qu'on ne peut plus les résoudre, et qu'en même temps il se soumet au traitement avec assiduité ; il court le danger de sentir, sous une influence aussi pénétrante que celle des sources de Karlsbad, ses entrailles malades provoquées à une réaction maligne et passer très-rapidement à des dégénérescences, à des inflammations et à des exulcérations incurables, jusqu'à ce qu'enfin une fièvre hectique qui emmène sans nul doute au tombeau, termine ce traitement infortuné. Si c'était ici le lieu convenable de raconter de longues histoires de maladies, je pourrais rapporter bien des cas de la sorte que ; la remarque suivante suffise. Un homme dans la force de l'âge avait souffert de maux de bas-ventre, devenus profondément intenses ; il vint l'an 1818 à Karlsbad, où j'avais accompagné le feu prince, feld-maréchal BLUCHER DE WAHLSTATT, et se trouvait souvent dans la société du prince. L'expression extérieure seule de cet homme trahissait des souffrances pénibles et déjà bien enracinées dans les intestins ; cependant il vantait beaucoup les effets du Neubrunn et du Sprudel. Il avait souvent des vomissemens de glaire et autres difficultés d'estomac ; néanmoins son appétit était bon et même accru. Après une cure de presque quatre semaines, il célébra avec nous le 3 août, le jour de naissance du Roi, en prenant part à un joyeux banquet, et il mourut la nuit suivante subitement, avec tous les symptômes d'une rupture de l'estomac. A la dissection, on trouva le foie développé et endurci, la rate dégénérée et d'une substance tout-à-fait friable; les parois de l'estomac étaient épaissies et en plusieurs endroits considérablement endurcies. Deux des endroits de la plus forte induration étaient dégénérés en cancer, et au bord d'un ulcère se trouvait la rupture de l'intestin. Que l'exulcération ait été produite par l'énergique influence des sources, comme suite d'une réaction puissamment violentée, c'est ce qui est sûrement hors de doute; et l'homme aurait très-probablement encore vécu quelque temps, s'il n'eut visité, ou aucune source de santé, ou du moins une source moins pénétrante.

Une seconde propriété du Rakoczi, aussi essentielle que favorable, c'est que non-seulement il s'approprie avec facilité; mais que la plupart des personnes le supportent très-bien, quelle que soit la différence des constitutions et des individualités. Bu avec précaution et sans excès, il n'échauffe pas, il ne cause aucune congestion vers la tête et la poitrine, et les constitutions irritables même, peuvent en user sans aucun inconvénient postérieur.

Une grande erreur, c'est de regarder le Rakoczi comme un simple évacuant, et comme tel, de l'employer dans la pratique. S'il ne devait résulter de l'effet de cette fontaine que l'excitation de quelques selles fluides, il serait beaucoup plus facile d'obtenir cet effet, en buvant quelques verres d'eau d'Epsom, ou en faisant dissoudre simplement une demi-once de sel de Glauber. L'emploi bien dirigé et constant du Rakoczi parvient d'une manière insensible, mais sûre, à influer dans l'économie intime de la nutrition, y fait disparaître toutes les disproportions, toutes les obstructions et tous les désordres. *Ce qui a persisté des années entières comme anomalie, ne saurait en peu de jours reprendre son assiette normale.*

Un avantage essentiel du Rakoczi consiste aussi en ce qu'il peut garder, dans des cruches bien fermées, son efficacité des années entières, sans que l'eau perde sensiblement de sa force et de sa vertu. C'est une qualité qui rehausse extrêmement l'utilité de cette source et les effets réalisés avec tant de bénédiction dans les pays lointains où l'on expédie le Rakoczi, ont amené à Kissingen même, depuis plusieurs années, une foule désireuse d'y trouver du secours à ses maux; mais il sera question encore plus tard dans un article particulier, de l'expédition de cette eau et de ses effets au lointain.

Le Pandour qui, comme il en a déjà été fait mention plus haut, se distingue d'après l'analyse, par un plus riche contenu de parties élémentaires, et par une masse prépondérante d'acide carbonique, est prescrit en forme de potion alors seulement, que le Rakoczi ne répond pas à l'effet désiré; cas peu rare chez les malades torpides-flegmatiques et affectés d'une vénosité excessive. En ce cas on fait ou précéder le matin l'usage du Rakoczi de deux verres du Pandour ou le malade peut les prendre le soir. L'influence de cette source est alors plus active, dirigée surtout sur l'évacuation intestinale; il y a néanmoins des constitutions pour lesquelles plusieurs verres du Pandour, bus matin et soir, ne déterminent pas des selles très-abondantes; mais, comme nous l'avons déjà remarqué, ce n'est pas là un empêchement de succès.

On exploite le Pandour avec beaucoup d'avantage en forme de bains, et c'est un droit acquis d'ancienneté à tous les habitans de Kissingen, de puiser au besoin, de ces sources pour se baigner à demeure. L'effet est un excitant qui vivifie l'activité de tout l'organisme, et qui harmonise le systéme périphérique des nerfs ; cette influence est souvent si énergique qu'une efflorescence spécifique se manifeste sur la peau, comme exanthème engendré par les bains.

On n'aura pas de peine à comprendre que l'usage interne des eaux ne soit appuyé et avancé par cette influence, d'une manière très-avantageuse. Le sentiment de bien-être que suscitent les bains, témoigne le mieux de leur efficacité, si digne de notre attention continue. On se baigne et dans l'é-tablissement principal, et dans les maisons privées. Il y a dans la maison du D^r. MAAS, à l'angle de la rue Louis, des bains d'une construction excellente, que l'on peut recommander comme bains-modèles, à tous les autres propriétaires.

Une méthode encore très-peu usitée et cependant très-digne de remarque, c'est d'appliquer l'eau du Pandour en clystères. Qu'on use de ce mode dans une maladie causée par la paresse du canal intesti-nal, et l'on verra bientôt que ce mode produira les plus heureux effets dans une affection qui va de pair. avec les principales difficultés du bas-ventre, et sur-tout avec celles dont on vient chercher le soulage-ment à Kissingen. Afin que l'on puisse s'administrer soi-même ce secours, il est bien de recommander ici les seringues de nouvelle invention qui nous sont venues d'Angleterre et qui, garnies d'un tuyau élastique, servent à se clystériser soi-même. On les confectionne très-bien en Allemagne, et on peut en avoir à Kissingen. Notre célèbre facteur d'instrumens, Haertel, confectionne avec une beauté supérieure ces petites machines, qui ont du reste l'avantage d'être très-portatives.

Le Maximiliansbrunn est un breuvage rafraîchissant, pur et libre de tout fer, et généralement bu à Kissingen. Son premier effet est réfrigérant et récréatif. Il influe profondément sur la nutrition et d'une manière bienfaisante sur la sécrétion de la membrane pituitaire, sur l'activité des reins et du canal intestinal, et appuie de cette sorte l'effet des autres sources. Quiconque désire se rafraîchir le soir, après s'être affaibli à la chaleur du jour ou exténué sous le faix d'un long travail, s'en vient boire du Sauerbrunn, qui rassemble souvent une très-nombreuse société et que l'on vient quérir de toutes les maisons de la petite ville. Renfermée dans des bouteilles et bien conservée, cette boisson garde long-temps sa vertu : preuve, de quelle union intime les élémens pondérables et impondérables sont liés dans cette source ; aussi en charrie-t-on une grande quantité et en boit-on à l'instar des eaux de Fachingen, de Bilin, de Selters et de Salzbrunn.

La source gazeuse. L'acide carbonique couvre par couche la superficie de la source salée et peut être exploité dans une foule de maladies, au-dessus de la source même où la préparation n'atteint, à la vérité, qu'un degré de perfection bien infime, mais qui peut néanmoins suffire en quelque sorte aux besoins. Cette source gazeuse est comparable à plusieurs égards à la Dunsthöhle (caverne de vapeur) de Pyrmont, et avec le Polterbrunn (fontaine de bruit) de Franzenbrunn, et mérite d'obtenir une préparation meilleure et plus apte à utiliser le gaz; de même aussi que la saunerie élevée sur la saline, pourrait donner un bel établissement de bains de vapeur qui deviendraient singulièrement utiles. On espère qu'attendu la renommée croissante d'année en année des eaux de Kissingen, ces établissemens éclorront bientôt; Dieu fasse que bientôt en effet ces attentes se réalisent.

La pesanteur spécifique de l'acide carbonique est assez forte pour que, emporté dans un vase plein, on puisse en faire usage même hors du domaine de la source, sans qu'il perde tout son effet. Ce gaz agit sur les parties sensibles auxquelles il est appliqué, avec la vertu d'un stimulant qui échauffe; il provoque l'activité de la vie nerveuse, et relève la vie irritable des organes qui ont été mis long-temps en contact avec elle. Plusieurs personnes souffrantes des yeux, après avoir mis, selon le conseil de JUNG-KEN, du gaz carbonique sur les yeux, éprouvèrent long-temps des sensations douloureuses, bien qu'on ait souvent exagéré dans la relation de ces cas. Un hypocondre, du reste homme robuste, a pris pour ses yeux un seul de ces bains gazeux, et il en avait la tête si montée, que durant tout son séjour à Kissingen, il attribuait à la source gazeuse toutes les incommodités qui lui arrivaient. Cette source a de très-grandes chances de succès dans les affections nerveuses chroniques et dans les maladies dyscrasiques accompagnées d'atonie.

Les bains de la source saline sont un supplément du plus haut prix aux sources de Kissingen. Ils sont d'une action stimulante pour l'activité de la peau qui perd dès-lors son relâchement et sa torpidité. Ils servent non-seulement comme auxiliaires des sources de Kissingen, mais ils méritent dans beaucoup de maladies la préférence sur les bains du Pandour. Les maux scrofuleux et les profondes douleurs dans les organes du sexe féminin sont les états morbides particuliers auxquels l'usage assidu et régulier des bains de la source saline apportent de grands soulagemens. Cette source, comme arrière-cure, est aussi très-recommandable.

ÉTATS MORBIDES QUI RÉCLAMENT L'USAGE DES SOURCES DE KISSINGEN.

De l'effet général des eaux de Kissingen il résulte que l'on doit considérer les maladies qui ont racine dans la nutrition et le système nerveux, comme celles dont les eaux obtiennent la guérison. Une étude plus approfondie de ces états morbides justifiera cette assertion. Nous rencontrons d'abord avant tout dans ce domaine les difficultés de digestion. S'il existe après le manger, un défaut d'appétit, un sentiment de satiété, de tension dans la cavité du cœur et autres semblables difficultés; si ces difficultés persistent long-temps, c'est qu'il se forme alors un état de dyspepsie, lequel devient facilement le principe de maladies chroniques, dont les cas ci-nommés sont les avant-coureurs. Peu-à-peu se joignent à ceux-là de nouveaux symptômes. Une pression pénible de l'estomac, un sentiment obstiné de satiété dans la cavité du cœur (le malade sent son ventre) des éructations, des flatuosités, du fer chaud, des nausées, une envie de vomir, des vomissemens réels, de l'irrégularité dans la selle qui est tantôt opilée, tantôt fluide ; telles sont les difficultés d'estomac, dont la longue durée exige toujours de grands égards. Ces symptômes se joignent-ils à une constitution replète, à une vie sédentaire et à une grande paresse de selle ; nous voyons alors un état de réplétion dans les viscères du bas-ventre, un résultat d'une *vénosité* prépondérante (pléthore abdominale). La circulation est alors entravée dans les intestins, il surgit des stagnations dans la veine-porte et dans tous les vaisseaux qui s'y embouchent. Ainsi se forment des enflures et des obstructions dans les organes nobles, lesquelles, avec le cours du temps, sous l'influence de nouvelles malignités, se changent insensiblement en endurations véritables, et donnent naissance aux plus douloureuses maladies. L'organe qui souffre évidemment le plus dans ce cas, est ordinairement le foie, dont la fonction anormale se trouve, souvent augmentée, souvent restreinte, souvent altérée de diverses manières. Mr. le conseiller de cour Friedreich a, dans son traité sur les effets salutaires du Rakoczi dans les maladies chroniques du foie, fourni un appui très-précieux à cette doctrine. C'est à cette classe, sans contredit, qu'appartiennent la plupart de ceux qui vont chercher du soulagement à Kissingen, et ils peuvent jouir de l'assurance consolatrice qu'ils trouveront ce soulagement, pourvu qu'ils aillent le chercher de bonne heure. Toutes les douleurs consensuelles provenant des stagnations d'humeurs, ne peuvent empêcher le malade de visiter Kissingen. Le mal de tête et le vertige, lesquels naissent du bas-ventre, et l'apnée, qui a son fondement dans une irritation du foie, trouvent en toute sûreté leur guérison dans le Rakoczi. Un grand nombre d'exemples très-récents justifient cette observation.

Parmi les plus douloureuses maladies provenant de stagnations dans les viscères nobles du bas-ventre, appartiennent ees formes qui se manifestent comme modifications diverses d'une sécrétion profondement altérée, et sous les apparences, à la vérité souvent variables, d'hématémèse, de maladie noire et de fluxions de foie et de rate; mais qui ont, en beaucoup de cas, une origine commune de laquelle elles se développent à l'extérieur. A savoir si les profondes stagnations existent dans les rameaux de la veine-porte ou dans les vaisseaux courts ou dans un autre viscère; cela change peu l'essence de la maladie, et c'est toujours par la même voie que l'on cherche à dissoudre cette stagnation, à ramener la normalité; alors aussi l'usage convenable et continu du Rakoczi est un de ces moyens auxquels, dans ces cas, nous pouvons nous confier avec la plus solide espérance.

Sur cette ligne se range un grand nombre de malades péniblement affectés, chez lesquels se joint à la plus grande partie des difficultés décrites ci-dessus, une altération sérieuse du système nerveux et particulièrement de la vie des ganglions dans les organes de la nutrition; ce sont les infortunés hypo-condres qui avec des douleurs réelles ont à supporter encore une foule de maux qu'ils se font eux-mêmes. Pour tous les degrés de cette altération, le Rakoczi déploiera son efficacité. Lors même aussi qu'à une haute irritabilité du système nerveux s'appa-rie une prostration de forces, que les embarras vis-céraux ont déjà fait de grands progrès, et qu'à bon droit on redoute l'effet si pénétrant des sources de Karlsbad; on assigne encore Kissingen, et là on peut retrouver, sous des circonstances données, non-seule-ment un doux allégement, mais jusqu'à une guérison radicale, à condition sans doute d'user d'une cure parfaitement adaptée au but, long-temps continuée et répétée plusieurs années de suite. Une foule de ces remarques, qui pourraient enrichir celles appartenant au cercle d'action de beaucoup de médecins, placent cette assertion hors de doute. J'en appelle ici à la grande expérience des médecins des eaux de Kissingen et de leurs confrères qui vivent dans le voisinage de ces sources, et ont tant d'occasion d'en apprendre à connaître les merveilleux effets. MM. mes collègues, D'OUTREPONT à Wurzbourg, et PFEUFER à Bamberg, ont sous le rapport scientifique les relations les plus étroites avec Kissingen, et pourraient puiser dans le riche fond de leur expérience, les recommandations les plus décisives en faveur de ce bel établissement.

Dès qu'à la suite de longues douleurs dans le bas-ventre, et de stagnations accrues avec intensité dans les entrailles, il se déclare un afflux vers les vaisseaux qui ont leur embouchure au rectum, et de là reconduisent le sang; c'est alors qu'ont lieu ces grandes et douloureuses souffrances, suffisamment connues sous le nom d'hémorrhoïdes. Les anciens les nommaient *veine-d'or*; ils voulaient probablement donner à entendre par cela, quel grand bien-être goûtent les malades, lorsque après une multitude de maux causés par cette maladie, les vaisseaux s'ouvrent enfin, et continuent leur circulation régulière, sans douleur et sans excès. Cette espèce de malades est du ressort propre de Kissingen. On n'aura toujours en cas pareils, qu'à se louer d'un voyage à Kissingen. J'ai été témoin moi-même de beaucoup d'heureuses guérisons. Des malades que des souffrances hémorrhoïdales d'un grand nombre d'années, et surtout les incommodités locales causées dans la veine-d'or, avaient réduits au plus triste état, ont trouvé à Kissingen soulagement et guérison, après avoir essayé d'innombrables remèdes d'une autre sorte. A ce propos je me souviens surtout d'un étranger qui, en qualité de vieux hémorrhoïdaire bien souffrant, avait éprouvé tout ce qu'un destin amer peut préparer à l'homme dans cette maladie. L'opération plusieurs fois répétée de fistules à l'anus, était pour lui un souvenir d'un reflet sombre sur un passé abondant de douleurs; il avait à souffrir en outre de copieuses effusions sanguines par le fondement et d'un prolapsus de l'anus qui à chaque évacuation lui causait d'indicibles douleurs. Un usage long et assidu des sources de Kissingen l'ont guéri.

On a souvent tenté de combattre par le Rakoczi
la pierre de fiel et sa formation. Je crois qu'on peut
y parvenir, comme des expériences privées le dé-
montrent; mais quand il reste à fondre la pierre
dans les viscères encore intacts, et à détruire son
germe, le Sprudel de Karlsbad tient son rang incontesté. Panégyriste du Rakoczi, je devrais appré-
hender de perdre crédit, en ne rendant pas justice
à toute autre source.

A Kissingen, il n'est pas rare de voir une formation déjà avancée de pituite disparaître avec toutes
ses suites de la manière la plus heureuse; on voit
partir des vers engendrés et entretenus dans la mu-
cosité intestinale, cesser des flux pituiteux et même
se guérir des scrofules. Mais pour cette circonstance
Kissingen doit s'attendre à trouver dans Egre, Cudowa et autres sources ferrugineuses riches de natron, des rivaux fermes à leur poste d'honneur.
Kissingen peut encore procurer la guérison de maladies douloureuses dans le bas-ventre, de coliques,
de crampes dans les entrailles, de douleur d'estomac en toutes directions, et sous toutes les formes.
D'après les circonstances données, et surtout dans
les cas où elles dérivent de stagnations dans la veine-
porte et d'anomalies dans la structure des viscères

nobles; cependant d'après la donnée d'autres circonstances, en particulier lorsqu'elles reposent sur
une sensibilité exhaussée et sur des maux dynamiques dans la vie des ganglions, c'est à Ems, à Wiesbad qu'il faut aller, et dans quelques cas, aux thermes de Karlsbad.

On voit aussi un grand nombre de goutteux à
Kissingen. Tant que la goutte gît sans forme dis-
tincte dans le corps, à l'état de disposition seulement, et qu'elle ne se déclare que par des incommodités dans le bas-ventre; le Rakoczi nivellera
sûrement les amas d'humeurs qui se forment dans
le bas-ventre, réglera les fonctions de la digestion,
et mettra à distance la disposition fatale, pour un
grand nombre d'années; mais quand la goutte est
d'une autre espèce, ou qu'elle a déjà fait de grands
progrès, il sera mieux de recourir aux thermes qui
contiennent du natron et du soufre.

Une erreur transplantée en Allemagne par les
médecins anglais, c'est l'opinion qui fait du bas-
ventre l'unique siège de toutes les gouttes, et les
place au même point de vue que les dyspepsies.
Indépendamment de la diathèse diverse qui gît au
fond de la goutte et de ses formes, il se présente
ici pour cachexie principale, une disposition décidée

à une formation calcaire, circonstance qui ne blesse en rien les progrès de la digestion. Des fontaines dissolvantes ne sont ici d'aucun secours, aussi bien que d'autres sources et thermes; il n'y a de guérison pour un malade atteint de cette goutte, que dans le rétablissement de l'harmonie dans tout l'ensemble de ses fonctions vitales, et dans l'intervention de changemens dont les résultats pénètrent jusqu'au sein de l'économie sustentifique; le Rakoczi ne saurait y suffire.

Sébastien GOLDWITZ recommande contre le rachitis les sources de Kissingen avec le plus grand empressement. Ce médecin a employé la fontaine principale conjointement avec des bains froids du Pandour, et prétend en avoir vu résulter en peu de temps les plus brillans effets. Il allègue plusieurs cas, où des enfans qui ne pouvaient déjà plus marcher, dont les os longs et les colonnes vertébrales étaient déjà visiblement courbées, ont été guéris à Kissingen en peu de temps, d'une manière si fondamentale qu'ils pouvaient non-seulement bien courir, et que la formation des os reprit son état normal. En faisant même la part des succès à l'air délicieux de la belle vallée, et aux autres circonstances favorables à la maladie en question, on ne saurait oublier l'action bien-

faisante de ces sources, et ici la liaison du Rakoczi
avec les bains froids de l'eau saline a droit à toutes
les recommandations.

Aux maladies pour la guérison desquelles on prescrit fréquemment le Rakoczi, appartiennent les maux
d'yeux et d'oreilles, invétérés. Aux maux d'yeux se
rattachent surtout la faiblesse chronique de la force
visuelle, les illusions de vue de toutes sortes, nommément les étincelles, les roues et les grains devant
les yeux, toutes les formes de ce qu'on appelle vul-
gairement mouches volantes, et la formation de la
cataracte de toutes les espèces. Ce dernier état de
maladie mérite une attention d'autant plus particulière, qu'ici le fanatisme et une confiance, motivée le
moins du monde envers les sources de Kissingen,
sont d'une faible utilité, et nuisent manifestement à la
réputation des sources. On sait que la formation de
la cataracte est une anomalie qui se déclare dans
une direction triple. Elle se montre comme paralysie du nerf visuel, et de son déploiement (goutte sereine), comme profonde altération du cristallin (glau-
come), et comme obscurcissement de la lentille (cataracte). Ce n'est pas pour la première fois que
l'homme expérimenté aura remarqué que cette triple
formation de la cataracte ne diffère pas tout-à-fait,

non-seulement dans son essence et ses rapports originels, mais aussi dans ses symptômes, et que par conséquent une description générale de la formation de la cataracte n'est d'aucun mérite scientifique. S'il était question de prendre cette triple forme de la cataracte dans ses vrais rapports avec Kissingen, il suffirait de considérer comme uniquement sujet à l'usage du Rakoczi et des autres sources de Kissingen, ce mal d'yeux qui est fondé sur une connexion à la vérité profonde, mais décidément sympathique en général avec une nutrition souffrante, et en particulier avec une stagnation dans les viscères du bas-ventre, et par suite avec des souffrances dans le plexus du bas-ventre. La formation de la cataracte proprement dite semble provenir, assez souvent à la suite de profonds troubles dans le bas-ventre et par une conséquence naturelle, d'une disposition à la goutte organique ; aussi l'expérience enseigne-t-elle qu'à l'usage convenable et persévérant du Rakoczi, le cas se présente, rarement néanmoins et que la cataracte cède au moment de sa formation. La formation de la décomposition du corps vitreux, annoncée par une coloration verte est si intimement fondée dans les rapports délétères de mixtion dans l'alimentation générale, elle s'enracine si avant dans le système de la nutrition, qu'on fera bien de ne jamais promettre de guérison, et on ne doit donc pas non plus en attendre de Kissingen. La formatiou de la goutte sereine avec toutes les illusions du sens de la vue qui les précèdent, est très-communément la suite de profondes douleurs dans l'organe du bas-ventre, et par affiliation, d'anomalies dans la vie des ganglions, anomalies que ce mal d'yeux provoque par la voie d'un incontestable consensus. Cette faiblesse d'yeux peut trouver en tout cas sa guérison dans le Rakoczi, et maintes fois j'en ai vu les plus favorables effets. Dans le cours de l'été dernier, un ami qui m'est bien cher et qui s'était remis à mes soins, suivait la cure à Kissingen; il souffrait d'une amblyopie à la suite de profondes incommodités dans le bas-ventre avec disposition aux hémorrhoïdes, et de fréquentes dartres. Il avait eu recours non-seulement aux plus célèbres sources de guérison de l'Allemagne, mais encore et toujours sans succès, aux oculistes les plus fameux. Ce ne fut qu'à grand' peine, qu'avec cette manie de doute connue chez les hypocondres, il se détermina au voyage de Kissingen. D'abord rien n'était à sa guise dans cette vallée, ensuite peu-à-peu il se réconcilia avec elle. De retour chez lui, son bien-être général prospéra tous les jours, son extérieur devint plus florissant, et il y a quelques semaines qu'il me raconta, sans aucune provocation de ma part, que ses yeux allaient aussi mieux et qu'il pouvait lire des lettres ; ce qui lui était depuis deux ans devenu de plus en plus difficile, et enfin tout-à-fait impossible.

Si réellement cette faiblesse d'yeux est due à l'atonie et existe sans complication particulière, les sources ferrugineuses, telles que Bruckenau et Bocklet, telles que Pyrmont et Cudowa, seront plus salutaires. C'est à ces diverses sources qu'appartiennent en particulier ces cas d'amblyopia amaurotica qui naissent après des maladies de nerfs, après une perte laborieuse de sucs en suite d'onanie et d'une venus nimia et præmatura, et que, règle commune, l'usage des sources ferrugineuses ci-dessus nommées guérit beaucoup mieux que ne peut le faire le Rakoczi. Du reste, il est essentiel de ne pas laisser sous silence que la confiance toute gratuite et absolue que professent plusieurs malades d'yeux pour les sources de Kissingen, peut nuire plus à la renommée de ces bains que leur être avantageuse.

Il en est de même de la dureté de l'ouïe et des autres incommodités chroniques de cet organe. En mettant de côté la considération que les maladies d'ouïe appartiennent aux régions les plus obscures du savoir médical, il n'en est pas moins impossible de croire, quelles nombreuses commandes on fait au Rakoczi dans cette intention. Les personnes à ouïe dure, dont l'affliction persiste depuis longues années, comme suite de dispositions héréditaires ou résulte d'une rigidité inévitable et incurable dans la vieillesse, prétendent guérir le mal après un séjour de quatre semaines à Kissingen, et se sentent douloureusement affectés, quand l'effet attendu fait faute à leurs désirs. La difficulté d'ouïe ou une illusion de cet organe se manifestant par des bourdonnemens, des murmures, des claquemens et autres sensations pareilles arrivent-ils comme suite de profonds troubles dans les entrailles de la nutrition, on peut dans ces différens cas attendre avec confiance beaucoup d'une cure bien ménagée à Kissingen, et des expériences privées très favorables sanctionnent la justesse du dire populaire.

Afin que non-seulement le médecin mais aussi le malade ait à ce sujet un fil conducteur qui ne le trompe pas, il est bon de recommander une attention particulière sur la naissance de toutes ces douleurs d'yeux et d'oreilles dont la description est donnée ici

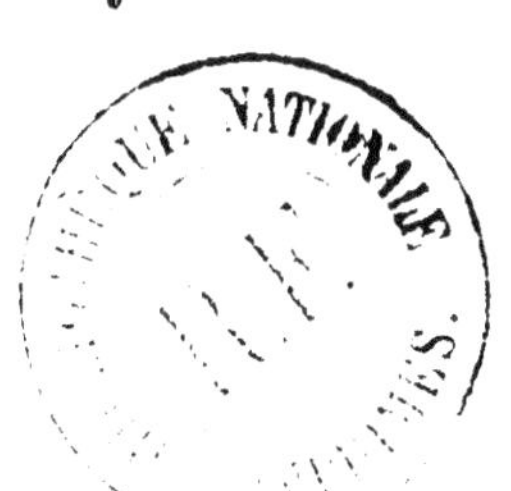

avec détails. Le mal d'yeux et d'oreilles n'est-il né
que tardivement, et peu-à-peu après les incommodités du bas-ventre, déjà développées, et ce mal ne
doit-il rien à aucune disposition héréditaire, à aucune maladie déjà prédominante dans la première
enfance, n'est-il aucun organe important du sens
dont on puisse assigner la souffrance à des troubles
organiques, ou le présumer avec fondement, alors
on peut se promettre quelqu'effet du Rakoczi; dans
tout autre cas, au contraire, la cure est un temps
complètement perdu, auquel ne se rattachent que
les souvenirs sombres d'une entreprise manquée.

Les incommodités dans la sécrétion urinaire appartiennent à la classe des souffrances auxquelles Kissingen apporte son fréquent secours. Plus elles ont
de connexion intime avec les incommodités mêmes
du bas-ventre, et plus il est permis d'attendre du
secours du Rakoczi avec confiance; aussi les personnes souffrantes d'hémorrhoïdes de la vessie ap-
pelées pituiteuses, trouvent communément une guérison parfaite à Kissingen, on en peut dire autant,
lorsque l'écoulement pituiteux est un reflet de la
goutte, circonstance où les douleurs diminuent
au même degré que le résidu pituiteux se forme.
Mais le flux vésical dérive-t-il d'une sécrétion de

matière puriforme, dès-lors le Maximiliansbrunn, le Selters et notre Salzbrunn auront plus d'effet; de même que pour les flux purilens réels hors du conduit urinaire (pyurie), lequel flux provient de la suppuration des reins et des parois internes de la vessie, il ne faut compter sur la vertu d'aucune source, et communément on ne peut essayer que du Selters avec un peu de lait.

Nous venons encore à une catégorie de maladies pour la cure desquelles les sources de Kissingen disputent, sans contredit, la première place : ce sont les maladies de femmes dans leur signification la plus propre. SIEBOLD a appuyé particulièrement là-dessus et il a parfaitement raison. Chez les femmes, en qui la vénosité prédominante dans le système de la nutrition est l'expression d'un mal-aise universel, dès-que la plus grande partie des maladies qui leur sont particulières, repose sur une pléthore abdominale, le Rakoczi a déjà pour soi la présomption de suites favorables, et ces suites se révèleront dans l'expérience médicale. Depuis la plus légère altération dans l'harmonie du plexus que nous connaissons sous le nom d'hystérie, jusqu'aux anomalies profondément enracinées dans l'intérieur des organes sexuels, toutes les formes, en tout qu'elles sont encore guérissables , trouvent assurément leur guérison à Kissingen. Siebold , à qui les médecins ne refuseront certainement pas la compétence du jugement, relate la plupart des anomalies douloureuses de la menstruation comme états pour lesquels on peut recommander le Rakoczi avec assurance, et promet dans le cas même de la stérilité l'effet désiré, pourvu qu'elle ne procède pas d'anomalies incurables de la menstruation. Même alors que commence le scirrhe de l'utérus, il n'y a guère, sous certaines circonstances de meilleur remède de faire rétrograder et de résoudre l'induration naissante, que le Rakoczi, bien entendu, que l'état du mal ne doit point être accompagné de dégénérations incurables. Ma propre expérience me contraint de confirmer le jugement de Siebold. Il vit encore maintenant deux femmes bien portantes qui souffraient de ces indurations dans le museau de tanche et d'une foule d'autres incommodités , et qui ont dû leur guérison à l'usage répété et long-temps continué du Rakoczi.

La cause de la stérilité gît si souvent dans les incommodités du bas-ventre, que par là déjà l'usage des sources de Kissingen gagne une présomption favorable. Le fluor albus se trouve souvent avoir avec ces incommodités une relation intime, et dans

tous ces cas le Rakoczi justifie sa réputation. L'in-
fécondité causée par une pléthore abdominale et par
un état de l'hypertrophie de la matrice apprécié
surtout dans les derniers temps, trouvera de même
que les leucorrhées, dérivant d'une dyskrasie scro-
fuleuse, une guérison fondamentale à Kissingen.

La maladie si personnelle au monde des femmes
qui se manifeste par une mobilité remarquable de
la vie du corps et de l'âme et par une contradiction
surprenante dans les phénomènes de l'activité arté-
rielle et nerveuse, cette maladie que nous connaissons sous le nom d'hystérie, et que nous redoutons
comme la tâche la plus difficile dans la sphère de la
médicine pratique, trouve à Kissingen non-seulement de l'allégement mais une guérison complète,
surtout qu'elle ne dépend pas toujours des douleurs
dynamiques dans la vie des ganglions, mais qu'elle
se complique aussi d'une base matérielle. Il y a
plusieurs années une dame qui avait souffert bien
des années de l'hystérisme avec une grande paresse
de la selle, et qui était l'image de la variabilité et
de la mobilité sous le rapport corporel et spirituel,
fit usage de la cure de Kissingen avec tant de succès, qu'elle demeura quatre ans entiers sans aucun
accès de son ancienne disposition maladive jusqu'à

ce que des influences pathématiques renaissantes provoquassent de nouveau les douleurs endormies dans son système nerveux profondement atteint.

Les effets du Pandour avancent les résultats que l'usage du Rakoczi amène. On a déjà fait entendre plus haut que dans les cas où à cause d'une trop grande torpeur dans les viscères le Rakoczi ne provoque pas une réaction suffisante, on exploite les eaux du Pandour dont on boit ou le matin avant le Rakoczi, ou plus tard dans la soirée. En tant que bain, le Pandour sera profitable dans toutes les maladies où des anormalités naissent à la superficie de la peau, ou ensuite particulièrcment d'une nutrition malade, ou ensuite de stagnation dans le bas-ventre. Des éruptions cutanées chroniques de toutes sortes, surtout des dartres en toutes modifications, doivent faire ici le sujet d'une mention particulière, dèsqu'elles se rencontrent avec des incommodités sérieuses dans le bas-ventre, ou même qu'elles en sont dépendantes. Lorsque des tiraillemens de membres, des douleurs de goutte et des paralysies se rencontrent avec des profondes souffrances de bas-ventre, ou même sont entretenus par elles, il sera alors salutaire d'unir l'usage interne des eaux à l'interne. La goutte organique est la forme de cette maladie, qu'avant toutes les autres soulagent les bains du Pandour. Kissingen emporte également les maladies douloureuses des nerfs, comme la sciatique, le tic douloureux et autres nevralgies semblables, pourvu qu'elles aient une dépendance réciproque avec les incommodités du bas-ventre. Les bains du Pandour sont alors essentiels et ne manqueront jamais leur but. Goldwitz en recommandant les bains du Pandour contre les nœuds syphilitiques, les excroissances d'os et l'ostéocope, s'appuie sur un malentendu. Ces différens états exigent d'autres procédés, dont l'exposition circonstanciée n'est pas du ressort de ce livre. Un malade, souffrant d'une syphilis invétérée, serait bien dépourvu de secours, s'il ne lui restait d'autre remède que les bains du Pandour. Ces bains sont même bien moins efficaces sur les suites d'un empoisonnement métallique que les thermes sulfureux, qui dans ce cas agissent avec une intensité si décisive.

Nous avons déjà plus haut recommandé le Maximiliansbrunn comme un acidule rafraîchissant et récréatif. Son excellente action thérapeutique s'étend d'une manière toute spéciale sur la membrane pituitaire qu'il rétablit, avec l'harmonie la plus favorable, dans sa première activité, et procure souvent par là de grands services dans les cas les plus invétérés relatifs à cette matière. Aussi dès-qu'avec des incommodités dans le bas-ventre une souffrance prédomine dans la membrane pituitaire, on doit regarder le Maximiliansbrunn comme un spécifique essentiel et regulièrement le mettre en usage. Une sécrétion prédominante de pituite se présente-t-elle de concert avec des incommodités dans le bas-ventre, de même qu'elle se présente dans le vomissement pituiteux, dans les maux de vers, dans les soi-disant hémorrhoïdes muqueuses, et après les maladies fièvreuses de la membrane pituitaire du canal intestinal, c'est encore l'usage de la source Maximilien, qui opérera la guérison. Cette fontaine aussi prouve les mêmes résultats bienfaisans dans la tunique muqueuse qui revêt les organes urinaires. Cette source est très-recommandable pour l'écoulement pituiteux de la vessie, de même qu'elle est très-bienfaisante contre la gravelle et les calculs rénaux. Un malade atteint au bas-ventre et qui souffrant souvent dans la région des lombes, avait attribué ses douleurs aux hémorrhoïdes, fut délivré des premiers calculs rénaux, après avoir usé du Sauerbrunn de Kissingen et ressentit un grand allégement de son état; l'emploi de cette source lui fit évidemment du bien.

Goldwitz rapporte un cas où l'efficacité du Sauerbrunn, en union des bains du Pandour, se manifesta d'une manière extrêmement bienfaisante sur les forces abattues d'une vie blasée. Un septuagénaire qui avait beaucoup vécu dans ses jeunes années et dépensé ses forces avant le temps, maigrissait à devenir un squelette; le peu de forces qui lui restaient l'abandonnaient entièrement, la faiblesse des sens et de l'intelligence augmentait et toutes les fonctions hésitaient, il ne voulait pas mourir, mais personne ne pouvait lui venir à l'aide; on lui conseilla d'aller à Kissingen, où cette ombre courbée, appartenant plus de la moitié au monde des esprits, arriva heureusement. Goldwitz n'osa prendre sur soi de lui permettre la fontaine de la cure, en conséquence il ne lui prescrivit que les eaux de la source acide avec du lait et l'usage des bains du Pandour. En quelques jours le vieillard revécut, sa peau s'égalisa, il reprit son humeur gaie. Il revint *six fois* d'une année à l'autre aux eaux de Kissingen, pour se fortifier de plus en plus.

Dans les cas où dans une famille dont le père ou la mère a besoin des sources de Kissingen, il se trouve de jeunes membres de cette famille qui souffrent sérieusement de scrofules, où l'on peut soupçonner une formation imminente de tubercules, maladie où des enfans plus grands souffrent des vers et d'un état pituiteux des intestins et de disposition calculeuse, dans ce cas, dis-je, le père de famille n'a rien de mieux à faire que de prendre ces jeunes gens en société de voyage et de leur faire boire bien assidument du Sauerbrunn avec ou sans lait; l'augmentation des frais de séjour et l'abandon de l'école seront bien compensés par la santé florissante et les joues rubicondes que la jeunesse rapportera avec elle et la prospérité de la maison marchera de compagnie avec cet avantage comme un profit comptant.

Ce que nous avons dit de cet acidule, s'applique également au second, le Thérésienbrunn, néanmoins son plus grand éloignement du centre de la vie des bains sera toujours un obstacle qui limitera l'usage qu'on en pourrait faire.

La source gazeuse a déjà fait ses preuves en beaucoup de maladies, et si la préparation du gaz était telle qu'on pût l'employer conformément au but dans toutes les circonstances, il en résultera d'heureux effets en plus grand nombre encore. MM. Maas et Buchler ont déjà depuis long-temps fait usage du gaz qui jaillit au-dessus de la source. Je suis redevable au premier de plusieurs communications im-

portantes qui servent de fondement à plusieurs aper-
çus développés ici. **M.** le **D**ʳ. Balling a pareillement
remarqué beaucoup d'effets favorables dûs à l'application du gaz et a l'intention de publier ses remarques encore dans le cours de cet été.

Le gaz carbonique s'est montré très-virtuel dans
des paralysies de quelques membres, et par conséquent on peut en retirer le plus grand profit en
l'appliquant à ces malades qui apportent avec leurs
incommodités de bas-ventre une paralysie d'un côté,
ou une faiblesse marquée dans les extrémités. Ce que
ces malades ont de mieux à faire, c'est de s'exposer à
toute l'influence de l'acide carbonique sur la source,
pendant un long-temps (au moins une heure). De
cette manière peuvent en user également ceux qui ont
souffert de maladies douloureuses, comme le mal de
hanches et de reins, et qui ont encore apporté à Kissingen des sensations jointes à la faiblesse des parties
malades, s'il y a plaie ouverte, ce gaz rendra d'excel-
lens services. On éprouve les meilleurs effets à exposer des ulcères atoniques, très chargés et torpides,
à l'influence du gaz carbonique, et il n'est pas difficile de préparer à cet effet des appareils convenables.

On emploie souvent la source dans une grande
débilité de quelques organes de sens, dans une fai-

blesse d'yeux, dans une surdité nerveuse ; cependant elle ne peut réellement être profitable que là où il existe un état réellement atonique, sans toutes les anomalies d'organe, de même que l'application locale du gaz ne peut être bien salutaire, que quand l'état général du corps sera traité conformément au but, selon qu'il en a déjà été signifié plus haut. Dès-que les illusions de sens comme étincelles et grains devant les yeux, bourdonnemens et fracas dans les oreilles, se produisent comme symptômes consensuels de profondes incommodités au bas-ventre, toute la sollicitude appartient à la souffrance capitale, la simple application locale du gaz carbonique est un badinage que l'on fera aussi bien de négliger. Lorsque l'usage de la source gazeuse est justifié pour des souffrances d'yeux et d'oreilles, on exploite la source à l'égard du mal d'yeux, au moyen de petits vases remplis de gaz, et à l'égard des maladies d'oreilles, au moyen de petits tuyaux qui insinuent le gaz jusques dans l'extérieur du conduit auditif. Dans les deux cas l'application ne doit jamais être exagérée ni dès l'abord durer trop long-temps.

L'acide carbonique a les effets les plus favorables dans les maladies de femmes, dont l'atonie est le fondement. La chlorose atonique avec toutes les déviations de menstruation qui lui sont propres, avec le fluor albus et toutes les autres incommodités y relatives, appartiennent spécialement à cette catégorie. Les malades font bien d'exposer la moitié inférieure du corps à toute l'influence du gaz, et ici il n'y a rien de plus nécessaire que d'avoir des appareils qui atteignent le but de guérison de la manière la plus heureuse et la plus convenable.

Les bains de l'eau saline ont leur grande utilité incontestée, s'ils ne remplacent pas les grands établissemens de santé bâtis au bord de la mer. Ces bains procurent les suites les plus favorables dans une grande faiblesse et sensibilité de la peau, qui souvent chez les hypocondres et les hystériques et particulièrement chez les dernières, sont devenues extrêmement incommodes pour elles. Dans ce cas les bains de la saline repondront sûrement à l'attente. De mémé pour un genre nerveux très-irritable, l'énigmatique *éréthisme des nerfs* qui résulte le plus souvent d'une profonde souffrance dans les ganglions du bas-ventre, et se manifeste sous de nombreuses formes, les bains de la source saline sont d'une efficacité insigne. De même encore dans les souffrances chroniques du système lymphatique et glanduleux, ces bains agissent très-favorablement, et c'est le cas où l'on peut les lier à l'usage du Maxbrunn. Dans les cas où à l'usage des sources de Kissingen doit succèder une arrière-cure d'une eau ferrugineuse, il n'y a rien de mieux à faire que de la préparer et de la ménager durant plusieurs jours par l'usage des bains de l'eau saline, et on peut soutenir aussi à ce propos que, grâces à ces bains, les sources de santé de Kissingen obtiennent une efficacité plus grande et une importance médicale plus étendue.

Le D^r. MAAS, dans le dernier écrit qu'il m'a adressé, vante la haute valeur de la muite et son avantage en certaines maladies, bien supérieur aux bains du Pandour, surtout dans toutes les stagnations profondément enracinées dans les intestins, dans les accroissances scrofuleuses de glandes, dans le bas-ventre, dans les maux de matrice, dans les rhumatismes chroniques et les paralysies goutteuses. Tant d'heureux effets expliquent sans peine la confiance universelle, que dans les derniers temps les bains de la source saline se sont acquise, et que les médecins des bains de Kissingen, MAAS, BALLING et BUCHLER ratifient par leur riche expérience.

CIRCONSTANCES QUI INTERDISENT L'USAGE DES SOURCES DE KISSINGEN.

Lorsqu'un remède, d'ailleurs efficace et bienfaisant, n'est point applicable en certaines circonstances, les médecins nomment cet empêchement qui se présente, une contre-indication, peut-être n'est-ce pas avec pleine justesse ; mais sans disputer du nom, on doit reconnaître qu'il y a beaucoup de cas dans lesquels l'usage des sources minérales en général et de Kissingen en particulier, serait bien applicable, s'il ne s'entremettait aucune circonstance prohibitive. Pour l'heureux succès de ces sources la connaissance de cette contre-indication est de la plus haute importance, aussi en donner ici une signification prochaine, n'est pas sortir de notre route.

Aucun état sérieux et persévérant de fièvre ne comporte l'usage des eaux minérales. Indépendamment de toutes les autres parties élémentaires, il réside déjà dans le contenu de l'acide carbonique, un désavantage caché pour toutes les espèces de fièvreux, et même l'eau d'Epsom est moins employé dans les maladies inflammatoires, à cause de son

contenu, tout minime qu'il soit, d'acide carbonique, que les simples solutions de sel, et s'il se
présentait certaines incommodités que, dans les maladies ardentes, on combat par la poudre aériforme,
et semblables développemens d'acide carbonique,
des essais de ce genre ne sont destinés qu'à des
coïncidences très-rares, et il reste fermement en
principe que les fontaines minérales ne conviennent
pas aux maladies ardentes. Quelque soit l'avantage,
avec lequel Fenner ait employé le Selter, Zemplin
l'Obersalzbrunn, et Siebold le Maxbrunn dans les
maladies fièvreuses de poitrine, de pareilles expériences sont toujours bien conditionelles. Ces formes de fièvres sont ou des amphémérines qui ont
leurs remissions très-distinctes, ou de légères irri-
tations dans le système des vaisseaux, comme nous
les offrent de longues convalescences, et on peut
conclure ici en toute conscience, que dans tous ces
cas, les résultats seraient encore, sans l'état de
fièvre, beaucoup plus favorables qu'ils ne pourraient
jamais l'être dans des maux fébriles.

Ces principes appliqués maintenant aux sources
de Kissingen, il s'en suit que, dans tous les cas où
une fièvre clairement empreinte subsiste, ou bien
s'associe au traitement déjà en vigueur, l'usage des

sources de Kissingen ne doit pas avoir lieu. Cette observation s'applique avec la même valeur, soit au traitement dans les bains mêmes, soit à l'emploi du Rakoczi dans ses propres pénates. Ce remède n'enlève aucune fièvre, et jusques dans la plus simple fièvre catarrhale, on fera bien d'observer l'ordonnance ici prescrite. Les inflammations de viscères nobles intérieurs qui se compliquent presque toujours de la fièvre, ne comportent pas davantage l'usage du Rakoczi, et dès-qu'un pareil état se développe, il ne doit pas être question de continuer l'usage des eaux. Une forte affluence vers la tête et la poitrine n'est pas en général une contre-indication de l'usage de Rakoczi et du Pandour, mais il se rencontre une intensité dangereuse dans ces congestions qui, jointes à une conformation défavorable, et à quelque prédisposition organique à des formes déterminées de maladies, peuvent donner facilement lieu à de tristes occurrences, surtout si déjà préalablement les états congestifs avaient causé des accidens désavantageux. Supposé qu'un état semblable n'interdise pas entièrement l'usage des sources, il excite au moins l'attention du médecin, et celui-ci doit chercher à prévenir la possibilité de ces états congestifs; c'est pourquoi une saignée avant l'usage des eaux est souvent ici d'une très-grande utilité. Dans le cours de l'année dernière mourut à Kissingen un homme âgé qui avait eu déjà une attaque d'apoplexie et avait souffert fréquemment d'états congestifs ; sa mort fut la suite d'un second accès apoplectique. Nulle respiration stertoreuse non plus que le moindre élargissement des pupilles n'ayant été remarquée dans cet état, il est plus juste d'attribuer la mort aux suites d'un carus causé par des troubles dans le cerveau que par une apoplexia exquisita. La dissection confirma cette manière de voir ; on trouva un ramollissement considérable du cerveau, très-vraisemblablement en suite de la première attaque, quelques caillots de sang extravasé et du serum, les os du crâne extraordinairement épais. Du reste, le défunt était un sexagénaire avancé, d'une conformation débile et sans habitude apoplectique.

En général il faut traiter avec de grandes précautions les malades qui souffrent d'anormalités serieuses dans le bas-ventre, et ont déjà essuyé une attaque d'apoplexie ; on ne doit leur permettre qu'un séjour de courte durée, et l'on ne doit pas faire excès de la cure même. Des défectuosités organiques importantes, surtout dans les vaisseaux majeurs, des vices de cœur primitifs, des anévrysmes ne sont *nullement* du ressort des sources de Kissingen, tout aussi peu que des troubles déjà éminens dans les rapports de mixtion les plus importants de notre organisation. L'hydropisie, prise en général dans les plus hautes phases, le scorbut, la phthisie pulmonaire, les diarrhées chroniques, colliquatives jointes à une fièvre hectique *ne* comportent *également point* ces sources, et les personnes atteintes de ces diverses maladies finiraient bientôt par trouver leur tombeau à Kissingen. Les malades attaqués de maux nerveux chroniques sans aucun fondement matériel, et chez lesquels il ne se trouve généralement aucune souffrance primaire dans la nutrition, ne trouveront jamais leur compte aux sources de Kissingen ; et supposé que dans ce séjour ils recueillent quelque soulagement, ils auront raison de l'attribuer plutôt à la salubrité de l'air, aux bienfaisantes influences de la vie de bains, et à d'autres agens extérieurs de la même nature. Des malades de cette espèce ont, selon l'intensité de leur anormalité nerveuse et de leur sensibilité, leur place assignée dans des thermes doux ou aux bains de mer. Une grande irritabilité et mobilité avec désaccord parlent, comme d'un besoin indispensable, en faveur des eaux d'Ems. La torpeur et l'atonie avec indigence de sucs exigent des sources ferrugineuses. La torpeur avec profond accablement de la vie nerveuse réclame les eaux marines.

Dans le plus grand âge parvenu comme à la frontière obligée de la vie, et pour des maladies entièrement incurables où l'on redoute la mort comme imminente, envoyer le malade à Kissingen, c'est un tort, c'est une inhumanité. Indépendamment du préjudice porté par là à la réputation d'une source bienfaisante, il est encore bien cruel d'arracher à ses aises accoutumées, un malheureux patient sans prévision de lui être utile, et de contraindre ses proches à le conduire à une distance lointaine pour le laisser gésir ensuite sur les grands chemins ; je sais fort bien que la terre de Dieu recueille partout les morts, mais il est cependant affligeant qu'on soit obligé d'attendre sa fin parmi les étrangers et d'être ravi aux dernières consolations de tous ceux qu'on aime. A Kissingen une occurrence aussi infortunée n'est jamais que rare, mais il en arrive ainsi dans les eaux qui se sont acquis de la réputation pour les nombreuses maladies de consomption ; parce qu'il y a des malades qui résistent à toutes les dissuasions de leurs médecins et à toutes les prières de leurs entours et, sans pitié pour le reste de leurs forces, qu'ils immolent, ils se font conduire à des sources lointaines, où, au lieu de guérison qu'ils espèrent, ils ne trouvent que le tombeau. C'est un devoir du médecin, de chercher de tout son pouvoir à dissiper d'aussi funestes projets de la part des malades, et de préserver de grands malheurs celui qui s'y abandonne. S'il est vrai de dire qu'il existe certains hommes entêtés qui, dans l'égarement de leurs esprits, ne sauraient jamais écouter des conseils meilleurs, et ne suivent que l'impression du moment et leur propre vésanie, toujours est-il plus rare de rencontrer cette obstination déraisonnable sur le lit de douleur que dans toutes les autres dispositions de la vie. Une explication de la part du médecin qui possède la confiance de son malade, et qui parlera d'abondance scientifique et avec le naturel le plus bienveillant, sera toujours ici de la plus grande influence, aussi les excuses portant sur le refus du malade, valables dans une foule de cas, ne parviennent ici que rarement à établir la justification entière du médecin.

DE LA MANIÈRE D'UTILISER LES SOURCES DE KISSINGEN.

Le principe de tout traitement médical en général et de toute cure de bains en particulier, n'a pas besoin d'une démonstration bien prolixe pour prouver qu'il ne soit pas expédient de donner ici une ordonnance applicable dans tous les cas, mais que la nature, la durée de la maladie, et beaucoup de circonstances reposant en partie dans le malade, en partie hors de lui, décident de la conduite à suivre; ainsi donc qu'on ne s'attende pas ici à une ordonnance applicable à chaque baigneur. L'arrangement premier est de la compétence du médecin du malade, qui connaît exactement sa maladie, son ensemble individuel et la source minérale à prescrire, avec cette restriction néanmoins, que la conduite de la cure à la source même doit être à la disposition du médecin des eaux. Un procédé que l'on doit rejeter bien loin, comme trahissant plus de prétention qu'une vraie connaissance de la chose, est celui du médecin de la maison qui donne à emporter au bain à son malade une ordonnance qui, semblable à un

ordre du jour invariable, ou à une consigne modé-
ratrice, décide heure par heure de la manière de
vivre du malade, et lui prescrit d'avance chaque
verre à boire pour tout le temps de la cure. Quel
non-sens! Qui peut supputer toutes les circonstances, prévoir tous les changemens qui arrivent au baigneur; et si le médecin des bains est un homme tel
qu'il doit être, il ne lui reste plus après conviction
de conscience, que de se déclarer ouvertement contre les ordonnances apportées, et de cette manière
de relâcher le lien de la confiance entre le malade et
le médecin de la maison, et de voir d'un œil complice
et tranquille contre son propre sentiment et contre
ses meilleures convictions un procédé fatal au but,
produire un véritable dommage. Il paraît que plusieurs malades dans les établissemens où l'on n'acquitte pas l'honoraire des médecins des eaux d'après
une échelle bien déterminée, se servent par économie d'une de ces ordonnances stéréotypes de leur
médecin familier, et l'observent tel quel pour s'es-
quiver, sans congé du médecin des bains. Siebold
a si bien dépeint les devoirs du médecin de la maison envers son malade, et à l'égard de la source
prescrite à celui-ci, que je ne puis me refuser à communiquer littéralement ce qu'il dit à ce sujet; je m'y

sens d'autant plus autorisé, que je partage complètement la conviction de Siebold. „Il est nécessaire que
le malade soit convenablement instruit par son médecin, de ce qu'il peut attendre de l'usage de la source.
Le malade doit bien reconnaître et apprendre à apprécier l'importance de l'emploi des eaux en général;
son attention doit être en garde, nommément contre
les dangers d'un usage arbitraire et imprévoyant
de cette cure, afin de ne jamais omettre de consulter
à la source même le médecin des bains qui s'y trouve,
et de lui remettre la direction du traitement. Celui-
ci doit en outre dans les cas où il n'a que des pro-
babilités équivoques pour une guérison radicale, faire
entendre avec de sages ménagemens au malade,
que l'usage des eaux n'est pas une cure tellement
miraculeuse, que l'on puisse en attendre en tout cas
soulagement et amélioration de ses souffrances, mais
que certains maux enracinés et opiniâtres ne trouvent
souvent un mieux durable qu'après le traitement répété plusieurs années, que l'on se sent souvent mal
à son aise pendant et immédiatement après la cure,
et même plus mal portant qu'en arrivant au bain,
enfin que c'est principalement à l'influence posté-
rieure des eaux, que l'on doit le retour d'un état
meilleur ou de la guérison. Ces moyens et autres

semblables, dont nous faisons part aux malades, assurent au médecin dans les établissemens de bains une confiance bien fondée et donnent aux pauvres patiens cette assiette paisible et dégagée de passions qui seule peut favoriser les progrès d'un traitement thermal. Une autre considération que nous ne devons pas négliger ici, est celle qui regarde la science. Pour que sous ce rapport, une cure mène aux plus heureux résultats, il faut que le médecin de la maison et le médecin des bains se donnent amicalement la main, sans préjugé, sans recherche de soi-même, dans un intérêt purement scientifique, afin de chercher à avancer le but important d'une expérience désintéressée. Pour obtenir cet avantage, il est *nécessaire* que le médecin remette à chaque malade, qu'il envoie aux bains, une *historia morbi* aussi complète que possible, de sorte que le médecin des bains puisse connaître la nature organique du malade, les remèdes qu'il a déjà employés, les rapports extérieurs dans lesquels il a vécu, et les moyens actuels d'utiliser le mieux les sources qui lui sont conseillées." Ainsi continue Siebold. On voit sans peine que l'on obtiendrait des sources de santé beaucoup plus de suites favorables, s'il plaisait aux médecins de souscrire au conseil de Siebold. Ce n'est sans doute pas une tâche médiocre pour un médecin dont la sphère d'activité est étendue, de remettre une *historia morbi* à chaque voyageur partant pour les bains; mais on n'a pas besoin non plus de faire des traités prolixes dans le sauf-conduit médical; il suffit que le médecin des eaux reçoive sur le sujet, dont il s'agit, des notifications claires et lucides qui le mettent en état de voir d'un coup-d'œil tout l'ensemble des maux que le malade vient guérir.

Voici les ordonnances généralement à suivre dans l'usage des sources de Kissingen. Le baigneur·arrivant, fait très bien de faire sa première visite au médecin des bains, ou si les circonstances en disposent autrement, de le faire venir chez soi. Alors on fait la première connaissance ou on la renouvelle, et on remet l'écrit. Par là le nouvel hôte prend de plein pied possession du lieu de son séjour futur et peut se mouvoir en même temps bien plus à son aise qu'il n'aurait jamais pu le faire, si, muni seulement des instructions de son médecin domestique, il eût été poussé dans un monde inconnu, et qu'il eût été abandonné à soi-même, ou obligé d'interroger çà et là quelques baigneurs étrangers, pour n'obtenir que de rares éclaircissemens. C'est du médecin des eaux que le malade reçoit les enseignemens qui le dirigent soit pour le temps, soit pour le mode au commencement et dans le cours du traitement. Ordinairement le matin, selon la saison, la température et les autres circonstances, on boit *à la source même*, de six heures et demie à huit heures; entre chaque verre on se promène l'espace de dix à quinze minutes; là l'expérience apprend qu'en beaucoup de cas l'effet du Rakoczi est d'autant plus certain et bienfaisant, que le malade se hâte moins de boire et emploie un plus long temps à cette opération. Il y a toujours du désavantage à boire plusieurs verres rapidement l'un sur l'autre, et si des essais tempestifs de ce genre ne laissent pas dans des cas distincts, un désavantage visible, ils ne sont jamais néanmoins justifiables. Le mouvement, en buvant les eaux, est un auxiliaire essentiel, pour hâter l'efficacité des sources, mais quelques malades dépassent de trop loin cette ordonnance; il m'est arrivé de trouver des buveurs qui ne parlaient jamais de leur promenade, sans prendre en même temps pour terme de mesure un certain nombre de milles. Il y a des cas aussi où la potion exige seulement un mouvement modéré : ainsi il est permis à plusieurs de boire les premiers verres dans leur chambre et même au lit, et ce sentiment de bien-être, avec lequel on peut attendre la fin de la transpiration, contribue souvent beaucoup au meilleur effet des sources. On ne peut nier que le Rakoczi, fraîchement puisé de la source et chauffé tout au plus quelque temps par la main qui soutient le verre, ait une saveur substantielle et ravivante; cependant il ne faut pas oublier qu'aux malades souffrant d'une sensibilité prédominante de l'estomac et d'autres symptômes, qui amènent souvent ces indispositions dans le bas-ventre, il est très-recommandable de chauffer l'eau de la source ou au moins les premiers verres. C'est dans ce but que des appareils ont été organisés dans le voisinage et, comme les médecins des bains se trouvent eux-mêmes aux sources, chaque hôte peut auprès du premier venu exposer les doutes qui lui surviennent et recevoir à l'instant une explication satisfaisante. La plupart des hôtes boivent à jeun, et avec raison, parce que les eaux *s'approprient* alors le plus facilement; toutefois il y a certains malades qui ne supportent pas une plus longue inanition et sont, bien vite après, incommodés par les eaux; ces personnes se trouveront mieux en prenant d'avance une tasse de thé aromatique, de menthe poivrée, d'acore ou d'anis, et même en certains cas particuliers, une tasse de café. On ne recommande la prise des eaux le soir qu'à quelques malades; mais il y a beaucoup de cas où boire les eaux dans ce moment est très-avantageux pour les succès du traitement. HEIDLER qui a tant mérité de Marienbad, s'est acquis un nouveau mérite en publiant récemment son écrit sur l'usage des eaux minérales le soir (Leipsic 1836). Il a montré dans cet écrit les avantages multipliés que les eaux bues le soir peuvent procurer dans les maux profondément enracinés, aussi la plupart des malades s'en trouvent-ils très bien; il va du reste sans dire que l'on doit avoir là-dessus les instructions particulières du médecin des eaux, et mettre en pratique les précautions requises pour un pareil traitement. En général, c'est un règlement autorisé par l'expérience de ne boire seulement que deux ou trois verres du Rakoczi ou du Pandour, avec les pauses observables dans la matinée. Celui qui s'est échauffé dans une longue promenade un jour brulant d'été, et qui, pour ne pas manquer la cure du soir, précipite son retour, se fera plus de mal que de bien en descendant, tout ruisselant encore de sueur boire quelques verres de Rakoczi ou de Pandour; on ne saurait recommander ici trop de prévoyance. Le Maxbrunn se trouve tout le jour à la disponibilité des buveurs, il n'est pas bien toutefois qu'on en boive à table. L'eau de source commune est bonne à Kissingen, et l'on ne devrait pas la remplacer aux repas, soit du matin soit du soir par l'eau des fontaines acidules. Une eau aussi riche d'acide carbonique que le Maxbrunn ne convient pas à table, et immédiatement après, tandis qu'à une heure avancée de la matinée et vers le soir cette source acide est un véritable rafraîchissant et mérite, pour le succès le plus prématuré de l'influence générale des sources, qu'on en jouisse encore plus fréquemment qu'on ne le fait aujourd'hui.

On ne saurait en général déterminer combien de temps l'hôte des bains doit employer à boire les eaux, cela dépend de l'opiniâtreté et de la profondeur du mal, ainsi que de l'action des eaux mêmes. Tout ce qui est certain, c'est que la saison souvent portée à trois semaines, est trop courte pour la majorité des cas, et qu'elle ne devrait avoir lieu que quand les indispositions morbides sont récentes, les effets très-favorables et les circonstances extérieures impérieuses, alors faudrait-il encore boire quelque temps du Rakoczi hors de la source. La durée moyenne du séjour, est d'entre quatre et cinq semaines, lesquelles, selon le besoin, on doit prolonger jusqu'à quarante et soixante jours. Dans certains cas, les symptômes d'une influence favorable n'arrivent que plus tard, et alors il est expédient de suivre les meilleurs conseils du médecin et de rester encore plus long-temps. Il s'est rencontré des cas, où dès le commencement l'effet ne paraissait que très-médiocre, mais grâce à la ténacité du malade qui continuait le traitement, plus tard les succès les plus brillans se déclarèrent. C'est ainsi que se guérissent les maux les plus opiniâtres et les plus enracinés. J'ai été témoin, pour mon compte, de plusieurs cas où des malades demeuraient des mois entiers à Kissingen, et parvenaient enfin avec le temps au plus haut terme de leurs vœux. De ce nombre sont principalement des femmes qui sont maîtresses de leur temps, et se conforment aussi plus volontiers aux ordonnances médicales. Le sacrifice ne paraît pas trop grand, quand on pense que par là les anormalités, communément incurables, dans les parties sexuelles des femmes et nommément les dégénérescences des ovaires trouvent un soulagement essentiel à Kissingen; la suite apprendra si la guérison était fondamentale.

Cette question de savoir combien de temps on doit boire les eaux, dépend aussi du propre sentiment du malade, de ce sentiment confus qui, comme l'instinct, est répandu par toutes les séries de l'être animé, et se manifeste dans les malades, de la manière la plus évidente. J'ai trouvé à Kissingen plusieurs personnes qui d'abord buvaient le Rakoczi avec la plus grande envie et une véritable avidité; après un séjour de quelques semaines, ils se trouvaient dans un état de grande amélioration, et sentaient naître, sans aucune cause extérieure, une telle répugnance à user plus long-temps de ces sources, qu'ils devaient se faire une raison, pour boire encore le matin quelques verres. C'est à bon droit, que les médecins locaux font discontinuer alors le malade, et pour la plupart cette circonstance devient la limite du traitement de potion. S'il arrive même que les hôtes, pressés peut-être par un concours extérieur de choses, aflligés quelquefois d'ennui, ne veulent pas rester plus long-temps, et ne joignent qu'avec la plus grande résistance un jour à l'autre, les médecins leur donneront souvent le conseil de hâter leur départ, et de cesser de boire les eaux, plutôt que de rester avec répugnance et dans un état d'inquiétude.

La cure des bains commence, comme on l'a déjà remarqué plus haut, généralement quelques jours plus tard, après que les eaux bues ont déjà fait sentir quelque action, ainsi après deux ou trois jours. C'est le matin que l'on se baigne; les bains sont préparés pour une grande partie des hôtes dans leur chambre, et quelque fatiguante que soit cette préparation, il faut cependant rendre à l'Établissement le témoignage, que les bains sont préparés avec toute l'attention possible. Il faudrait toujours que la masse de l'eau venant de la source du Pandour pour alimenter les bains, fût déterminée d'après une décision médicale; mais elle se mesure plus souvent sur l'usage et la provision du Pandour même. On se baigne ordinairement une ou deux heures après le déjeuner, c'est-à-dire, vers dix heures, et les baigneurs s'arrangent tous de manière qu'avant midi l'heure du bain est véritablement passée. Autrefois on restait long-temps dans tous les bains, on croyait qu'à une longue durée étaient attachées des suites favorables; on a fait justice de cette manière de voir, et rarement, selon l'ordinaire actuel, le bain se prolonge au de-là de quarante minutes. C'est là aussi le terme pour Kissingen. Les premiers bains durent encore moins long-temps. Le malade se trouve-t-il très-affaibli du bain ou saisi ou excité de quelque manière que ce soit, alors on peut remettre le bain au lendemain, ce qui peut aussi arriver à l'occasion de tout autre sentiment sérieux de mal-aise, et par un temps froid, pluvieux et tempétueux. Il est donc bien que l'on ne baigne qu'aussi souvent que cela est agréable et avantageux, et c'est un tort de se faire ordonner à la maison un nombre déterminé de bains, et s'user ensuite à Kissingen pour s'en débarrasser comme d'une corvée. J'ai remarqué des cas où quinze à vingt bains procuraient d'excellents effets, tandis que de quarante bains pris avec la plus grande ponctualité, la seconde moitié détruisait ce que la première avait fait de bon. Il faut repousser bien loin et ne jamais tolérer le désir qu'auraient les hôtes de prendre tous les jours deux bains pour venir en peu de temps à bout du nombre qui leur a été assigné. De telles entreprises ressemblent aux spéculations de ce malade, auquel on avait prescrit quarante huit bains sulfuriques, tous d'une heure. Afin d'économiser sur le temps, il s'accorda la permission de mettre pied à terre dans le bassin, et d'y demeurer ces quarante huit heures, depuis le lundi matin jusqu'au mercredi. Les bains étant employés dans la vue énoncée ici, et avec les précautions requises, on ne doit jamais rien en redouter de désavantageux. Supposé pourtant qu'il arrive une fois des accidens extraordinaires pendant, ou bientôt après le bain, il serait bon alors d'en donner connaissance au médecin des eaux; il pourra décider peut-être, si un changement doit avoir lieu dans le mode du bain, ou si, d'après la proposition de Kreysig faite dans les mêmes circonstances, on doit simultanément prendre les bains et les eaux.

C'est la sensibilité individuelle du baignant qui détermine la température du bain. L'ordonnance capitale ici c'est que l'on se trouve à son aise dans le bain; ce qui, selon la règle, arrive à 26 et 28 d. Réaum. Au cas que des symptômes d'une congestion plus forte vers la tête se déclarent dans le bain, on pourra appliquer des épithèmes frais sur le front ou même poser sur le sommet une vessie remplie d'eau froide. Qu'on ne laisse jamais seuls dans le bain les malades ou faibles et délicats, ou sujets à de brusques accès de maladies. Il est si bien reconnu qu'après le bain un habillement plus chaud, puis le repos dans la chambre sont nécessaires, qu'à peine il est besoin d'en parler. Un manteau de bain en laine est d'un besoin essentiel; néanmoins on fera mieux de se ressuyer sous ce manteau avec une enveloppe de toile. Si l'on se sent affaibli au sortir du bain, on pourra prendre une tasse de bouillon ou un autre fortifiant. Il serait bon qu'après le bain on se frictionnât plus souvent qu'il n'arrive dans le fait. Aux frictions on peut joindre ici l'opération qui consiste à presser et frotter le corps surtout le bas-ventre, la manipulation, très-bien connue des anciens, et employée par eux à la suite du bain. On en retirera le plus grand avantage dans les maux chroniques de toute espèce et spécialement pour combattre les obstructions du bas-ventre et les maux de foie invétérés, aujour-d'hui encore, d'après le document de CARNEY, c'est un usage chez les Turcs après le bain. Il va sans dire que la manipulation réclame quelque prévoyance et une main douce et habile.

On n'emploie pas très-souvent, il est vrai, la source gazeuse, mais son usage exige néanmoins quelques égards. Vu l'éloignement de la saline relativement à l'Établissement, on visite ordinairement la source gazeuse dans les heures de l'après-midi, afin de ne rien perdre le matin aux sources. L'emploi de cette source demande toute la prévoyance qu'exige réellement un agent aussi puissant et aussi désavantageux à la respiration que le gaz carbonique. On ne doit jamais mettre en usage la source gazeuse sans une ordonnance du médecin et par simple manière d'essai. Tous ceux qui souffrent d'une grande mobilité dans le système des vaisseaux sanguins, et par une conséquence très-supposable, d'états congestifs, de même que tous les malades débiles, feront bien, à cause de la distance, de venir de la ville à la source en voiture, car user de ce gaz quand on a le corps échauffé et fortement saisi, pourrait devenir funeste. On s'est étendu plus haut sur les modes principaux d'application.

L'usage des bains de l'eau saline a lieu selon les mêmes ordonnances qui ont été communiquées à l'article des bains du Pandour. C'est un conseil pour ceux qui prennent les bains d'eau saline dans le but de fortifier et d'endurcir l'organe de la peau, de suivre insensiblement une température rétrograde, de sorte qu'après avoir commencé par 26 à 28 deg. Réaum., on finisse par 22 à 24 degrés. Des baigneurs qui aiment à avoir un peu de tout, désirent pour le bain une eau mélangée de Pandour et de saline, il n'y a sûrement pas des indices médicaux qui le prescrivent particulièrement; mais il n'y a rien non plus qui défende de le permettre. Il faut attendre que l'on conduise la muite à Kissingen, et qu'on la captive dans un spacieux réservoir, et alors il en résultera certainement des avantages encore plus fréquents.

SAISON DES EAUX A KISSINGEN.

Ce n'est ni le besoin ni les considérations médicales mais bien la convenance et l'habitude qui ont fixé l'époque de la soi-disant saison des bains à Kissingen. Plus de deux mille hôtes dans l'espace d'un peu plus de deux mois ont été jusqu'à présent contraints, grâce à l'assignation de leur médecins et à leur affluence simultanée, de s'entasser l'un sur l'autre et de passer le temps d'une cure sous l'empire de privations nombreuses et de limitations de toute espèce, tandis qu'à une autre époque cette cure leur eût offert une foule d'agrémens, et leur eût coûté moins de privations. Les bains de mer ont leur saison sur le retour de l'été, et cela s'explique tout naturellement, la surface de la mer échauffée par l'ardeur d'un plein été devant être salutaire aux malades. L'époque de la cure dans les sources ferrugineuses acidulées et que l'on fréquente pour l'arrière-cure, arrive tard, il est vrai; mais on comprend bientôt pourquoi, en pensant que ce traitement secondaire, devant être amené par des sources de santé fortifiantes, ne doit succéder qu'à un usage préalable d'autres eaux minérales ; mais expliquer pourquoi les hôtes de Kissingen ne se trouvent réunis en nombre qu'en juillet déjà commencé et se séparent au commencement de septembre, voilà ce qui est tout-à-fait impossible, et cela d'autant moins que les hôtes en se repartissant avec une juste proportion dans tout le cours de l'été, trouveraient dans l'emploi des sources des succès bien autrement prospères, et qu'on n'obtiendra jamais dans l'arrangement actuel. Dans la belle et saine position de Kissingen, sous le doux climat de cette charmante vallée, mai déjà étale une saison magnifique, et s'il se présente quelques jours pluvieux et humides, il ne faut pas oublier qu'on les subit également en juillet et en août. Quand il s'agit d'entreprendre le voyage des eaux, on ne saurait prédire le temps avec certitude ; a raison qui saisit le bon moment. Au printemps, quand la nature entière s'épanouit, et qu'une vie nouvelle se manifeste par une activité rajeunie dans toutes les organisations, tous les procédés salutaires marchent de concert avec plus de vigueur et de certitude au succès. Quiconque a supporté durant l'hiver le poids d'une pénible longueur, se sent plus léger aux rayons du nouveau soleil de printemps. Goutteux, hystériques, asthmatiques et frileux comptent les heures qui les séparent de la saison printannière, où tous les essais de guérison sont plus efficaces, toutes les forces de la nature mieux disposées. Il est aussi à présumer, que les effets des sources doivent être prospères dans une partie de l'année qui sollicite tous les procédés organiques; c'est ce que l'expérience justifie en bien des cas dans les autres établissemens, et ce qui mériterait aussi d'être généralement imité. Qui ignore que dans les mois de mai et de juin la chaleur est beaucoup plus uniforme que dans le mois d'août où, comme on sait, les soirées deviennent fraîches, de sorte que souvent au jour le plus chaud succède un soir très frais, extrêmement pernicieux aux baigneurs. Les magnifiques heures du matin, la longueur des beaux jours, et les tièdes soirées de la première moitié de l'été relèvent la jouissance d'une cure de bains, qui a lieu dans cette saison. Ajoutez les avantages que présente l'usage précoce des bains et qu'un été avancé ne saurait promettre avec le même luxe. Dans ce moment de l'été, quand les étrangers surabondent, il peut arriver que beaucoup de baigneurs, nonobstant la quantité des demeures et de leurs distributions parfaitement appropriées au but, ne trouvent à Kissingen aucun logis, ou n'en trouvent qu'un extrêmement étroit, et ne répondant nullement à leur besoin. Ce désagrément n'aurait jamais lieu si la société se partageait. Le traitement a beau être excellent, et les fermiers de l'établissement ainsi que tous les autres hôteliers de Kissingen ont la meilleure volonté du monde, il n'en est pas moins souvent inévitable, de voir la foule des hôtes surpassant toute proportion, obligée à maintes privations, privations qui seraient remplacées par une copieuse abondance, si la société était partagée. Tous ceux qui ont quelque contact avec les baigneurs, satisferaient mieux aux exigences quelquefois excessives qu'on leur adresse, mieux, dis-je, qu'on ne le fera jamais, vu cet état de choses malgré tous les efforts possibles. Est-il possible en effet que plus de mille interrogateurs obtiennent à chaque moment un conseil du médecin? Il en est ainsi sous plusieurs autres rapports, et si la société qui s'agglomère actuellement dans l'espace de deux mois, se répartissait dans tout le cours de l'été, on contenterait encore mieux toutes les exigences, et d'outre part on assurerait mieux encore les effets de la cure.

Un malade qui dans le cours de l'hiver a souvent soupiré après les premiers beaux jours de l'année, et auquel Kissingen est désigné, n'a rien de mieux à faire que de s'y rendre dans la première quinzaine du mois de mai. L'influence du printemps, une précoce influence des sources, un séjour agréable et d'un prix très-modéré sous le rapport de toutes les nécessités imaginables de la vie, tels sont les avantages que l'on gagne à partir dès la première saison. Il faut y comprendre celui de pouvoir facilement, en arrivant ainsi de bonne heure, suivre une cure secondaire, ou rester plus long-temps à Kissingen, dans un cas de nécessité, tandis qu'on a droit d'y songer à peine en arrivant plus tard. A celui qui a terminé sa cure à Kissingen dans la première moitié de l'été, il reste encore la jouissance de la seconde moitié comme le meilleur moyen de récréation, soit que ses affaires ne lui permettent pas d'entreprendre une cure secondaire, soit de faire un voyage; mais finissez-vous votre cure à Kissingen, à l'approche de l'automne, vous ne pouvez ni procéder à un traitement secondaire, ni compter sur l'efficacité d'un succès postérieur. Ainsi je crois de rendre quelque service en inculquant bien dans l'esprit des malades, dont l'état sanitaire l'exige ou les affaires le permettent, la nécessité, de ne pas se soumettre au pouvoir de l'habitude et de l'usage prédominant, mais de se fier à un bon conseil et d'aller à Kissingen plus tôt que de coutume.

DIÈTE NÉCESSAIRE POUR LA CURE A KISSINGEN.

La nécessité d'un régime sage se fond si intimement avec la vie des bains qu'on ne peut imaginer l'un sans l'autre, chaque malade en est aussi tellement persuadé qu'il n'y a pas dans les bains de sujet de conversation plus général et plus favori que la diète relative à ce traitement; c'est dommage seulement qu'on montre pour ce sujet beaucoup plus d'ardeur en théorie qu'en pratique, et qu'on sache ordinairement mieux disserter sur la diète, que l'observer elle-même. Ainsi j'ai fait la connaissance l'été dernier, d'un vieux monsieur qui savait donner à chacun une bonne leçon diététique, mais qui lui même n'observait aucune diète. A Kissingen le traitement diététique a les conditions essentielles d'un heureux succès; nous devons successivement appeler l'attention sur tout ce qu'il regarde,

Il n'y a rien de plus funeste pour la diététique et ses suites que des ordonnances mêmes trop sévères. C'est rendre le moins de services possibles que d'astreindre ici ses lecteurs à trop d'exigences. *L'absolu besoin* de nourriture pour le corps humain est médiocre, et presque tous les hommes, sans excepter les plus sobres, prennent généralement plus de nourriture encore qu'il n'en faut pour l'entretien du corps et des forces, cette asserition, émise par KREYSIG, dans son écrit sur les eaux minérales et rapportée littéralement par SIEBOLD, est complètement vraie, mais n'est pas à employer comme diététique de bains dans un lieu tel que Kissingen. Il est possible, que la plupart des hommes mangent peut-être au-delà de leur besoin ; on sait le peu de nourriture qu'il faut aux anachorètes et aux Bédouins pour vivre ; mais ceux-là ne viennent point à Kissingen, et ils y viendraient, qu'ils seraient obligés de manger davantage à moins de périr infailliblement. Que deviendrait un arabe du désert avec quelques morceaux de gomme arabique pour sustenter sa vie quotidienne, s'il était exposé durant quatre semaines à arroser tous les jours une nourriture semblable de six verres de Rakoczi, et de se donner en outre beaucoup de mouvement. Il semble expédient de s'en tenir ici au ré-

gime ordinaire et de régler la teneur des ordonnances diétetiques d'après les dispositions individuelles
des étrangers. La plupart de ceux qui viennent
chercher du soulagement à Kissingen sont des
personnes qui, selon la remarque émise plus haut,
ont assurément mangé dans leur vie plus que ne
l'exigeait l'entretien de leur être matériel ; on ne
peut apporter ici des réformes, mais que faire? Ce
serait la plus grande imprudence et une chance très
fatale aux suites, que de réduire alors ces mangeurs
à une cure d'éducation, et vouloir remettre aujour-
d'hui en vigeur une réforme négligée dans la diète
depuis plus d'un âge d'homme. Je sais bien aussi
d'expérience que trop sevères, les réglemens de table
sont observés au plus mal, on en rit à son aise, mais
on ne les observe pas; je conclus à croire que des
observations diététiques plus clémentes trouveront
plus facilement de l'echo et de la docilité.

En fixant le temps des repas, on ne doit pas
oublier qu'après des évacuations répétées, après
avoir pris les bains et s'être donné un mouvement
ordinairement plus considérable que dans toutes les
autres circonstances, l'hôte des eaux de Kissingen
apporte au diner de véritables dispositions, Siebold
donc exigeant que le baigneur ne mange pas à midi

selon sa faim et qu'il s'abstienne le soir autant qu'il est possible, de manger, porte évidemment l'exigeance trop loin. Le point capital de l'attention doit être la qualité des comestibles, et quant à la quantité il ne faut pas passer toute mesure. Cette dernière règle observée à Kissingen, aura toujours le mérite de donner lieu à des sacrifices, si l'on songe à l'ardeur d'appétit et à l'envie de manger qu'excite l'usage favorable des sources. Plusieurs personnes qui ne prenaient rien le soir au pays, ne pouvaient pas rester à Kissingen sans une légère collation, et jamais je n'ai vu en résulter le moindre dommage. Présupposé que les mets servis qui ont subi le contrôle suprême du médecin des bains soient toujours nourrissans, faciles à digérer et généralement sains, pourquoi en refuser la jouissance aux baigneurs ? Il faut observer pourtant à ceux qui mangent beaucoup de pain, de pommes de terre et de légumes, qu'ils feront bien de se modérer dans leurs goûts, de crainte de flatulence et d'autres incommodités pareilles. Il faut montrer surtout beaucoup de prévoyance envers les légumes et les fruits à écosses ; toute espèce de choux devrait être prohibée, de même qu'on ne doit jamais recommander tous ces apprêts, ces morceaux de viande adipeux,

les viandes fumées, la plus grande partie des délica-
tesses marinées. Les rôts rechauffés dans le beurre,
les ragoûts piquants, les gibiers rôtis ou fumés sont
tout-à-fait hors de consigne. Parmi les poissons on
peut permettre les truites, les brochets et autres à
chair blanche, et qui vivent dans l'eau claire, mais
on ne doit jamais en goûter avec de l'huile et du
vinaigre. L'anguille et les autres poissons gras, les
écrevisses sont inconciliables avec la cure. Quelques
personnes, qui ne boivent pas le soir, portent bien
dans la soirée des fruits mûrs qui, chez beaucoup,
causent des inquiétudes et des douleurs de colique;
dans ce cas, comme bien s'entend, ils sont interdits.
L'usage des sources ne comporte pas des pâtisseries
trop grasses, les fromages, les crèmes grasses et
glacées, telles que les glaces à la vanille, les glaces
au marasquin. Pour boisson, le vin trempé est ce
qu'il y a de mieux pour ceux qui en ont l'habitude.
Les vins légers de l'Allemagne et de France que l'on
débite à Kissingen, sont bons et ont leur prix. Les
vins de la Sale, qui sont là la boisson la plus habituelle, sont légers, doux sans aucune pointe d'acide.
Les vins pleins de feu comme tous les liquides spiri-
tueux du genre des eaux de vie, ne conviennent pas
à Kissingen. Aux personnes seules qui ne prennent

pas les eaux le soir, on peut permettre des breuva-
ges récréatifs, composés du suc des fruits, comme
la limonade, l'orangeade, la glace de fruits, l'eau
de framboises, de même que de légers laits d'aman-
des. Le café et le chocolat sont permis selon l'usage
et l'habitude à quiconque, n'en a pas apporté l'inter-
diction de la maison même, avec cette restriction,
sans doute, qu'on n'exagèrera pas la force du café,
et qu'on ne pèchera pas dans le choix d'un chocolat
trop épicé. Pris dans la matinée, le café est ici l'une
des plus agréables jouissances ; il serait à désirer
seulement que les *Bretzels* délicieux qu'on y donne
continssent moins de beurre, ils seraient beaucoup
plus faciles à digérer ; je recommanderai plutôt aux
malades débiles du pain blanc ou du simple biscuit.
L'usage des sources de Kissingen ne se concilie pas
avec l'usage du thé de chine, pas plus que l'usage
de presque toutes les autres eaux minérales. Quelque peu que l'analyse chimique du thé (contenant
d'après Frank et Davy, quelque matière fluide et
quelque tanin) parvienne à désigner de puissance
pernicieuse dans son léger arôme et dans sa matière
astringente plus légère encore, l'expérience apprend
néanmoins que le thé irrite tant le système sanguin que les nerfs, mais surtout qu'il affaiblit

le plexe solaire; ce qui fait qu'après avoir trop bu de thé, il en résulte des attaques de nerfs de toutes sortes, une tension et un sentiment de réplétion dans la région épigastrique, de même qu'une insomnie. L'expérience apprend aussi, que ces désavantages sont causés plutôt par le thé vert, que par le noir, quoique le premier ne contienne point de cuivre, comme quelques-uns le croient. Quand on boit du thé le soir après l'usage du Rakoczi, on ne doit s'en prendre qu'à soi-même de l'insomnie de la nuit, et c'est avec raison que les médecins à Marienbad et à Franzensbad bannissent le thé des chambres de leurs malades. Il m'est souvent arrivé d'entendre des malades qui buvaient le Rakoczi, le Kreuzbrunn ou l'eau salée d'Eger, se plaindre d'irritation, d'insomnie et de tension dans le creux de l'estomac. De plus strictes informations ont démontré que ces malades ne s'étaient point conformés à la défense de prendre du thé; l'usage de cette boisson ayant cessé, les incommodités cessèrent aussi.

Une branche plus importante dans la diète des bains est l'habillement. Dans les bains exposés aux vents du nord, et dans la saison où les soirées sont fraîches, on doit être mis très-chaudement; l'usage des bains doit ici faire redoubler de précaution. Il est d'usage général que les messieurs et les dames soient chaudement vêtus en buvant les eaux le matin, les premiers ont ordinairement des redingotes commodes, les dernières des manteaux, des enveloppes ou des pelisses. Heureux celui, qui est accoutumé à porter de la laine sur le corps, il brave tranquillement les injures de l'air et se trouve ainsi garanti des suites d'un refroidissement. Celui auquel le préjugé, la crainte mal fondée de l'amollissement, ou toute autre considération semblable empêchent de porter de la laine sous la chemise, fera bien de porter au moins quelque chose de pareil sur la chemise; plus les matinées sont fraîches et humides, plus il est nécessaire de se tenir chaudement; les pieds surtout dans les jours froids et humides doivent être garantis contre l'humidité, il en résulte pour les dames la nécessité de porter des socs. En sortant du bain il est indispensable de se revêtir d'un habit plus chaud, de là aussi dans la saison où les jours commencent frais, la nécessité de chauffer un peu la chambre du malade. Il faut aussi éviter la fraîcheur du soir, à bien prendre on ne devrait plus se promener après le coucher du soleil, et en sortant d'une soirée pour rentrer chez soi, on ne doit point négliger de se prémunir contre le serein.

Plus on est sensible au froid, plus il est nécessaire de se conformer à cette mesure. Bien que la position et le climat favorable de Kissingen rendent le danger d'un refroidissement dans la meilleure saison de l'année, peu fréquent, la prudence exige néanmoins de ne point oublier les conseils ci-dessus donnés, et de ne penser surtout aux suites dangereuses qui peuvent facilement résulter pendant les jours humides et froids où règnent les vents du nord et du nord-ouest.

Il a été déjà fait mention dans cet écrit du mouvement du corps; ici, où il doit être question de la valeur diététique de ce moyen de faciliter la cure, il est nécessaire d'indiquer d'abord, que le mouvement du corps est à la vérité le résultat de l'activité des muscles, mais qu'il réagit sur toute l'organisation, surtout sur son irritabilité, et qu'il faut particulièrement le regarder comme le plus puissant moyen de digestion et d'assimilation en général et en particulier dans l'usage des sources. La promenade appartient sans contredit aux moyens les plus efficaces dans la plupart des maladies chroniques, nous voyons chaque jour ce que peut le mouvement modéré du corps par la serénité de l'air dans l'hypocondrie, la chlorose, dans la disposition goutteuse et les difficultés de digestion de toute espèce sans le secours des bains. La promenade à cheval peut être aussi considérée comme un précieux moyen de mouvement, les affections du bas-ventre surtout n'ont point de moyen plus efficace de guérison. L'hypocondrie et les obstructions des plus nobles organes du bas-ventre se trouvent souvent guéries de cette manière : Boerhaave en cite plusieurs exemples, confirmés par de nouvelles expériences, et Sydenham, un des plus grands médecins de son temps et peut-être de tous les temps regarde le mouvement à cheval comme le principal moyen dans les maladies pituiteuses opiniâtres et fortement enracinées, de même que dans la formation de tubercules.

Dans tous ces effets bienfaisants il est à remarquer que le mouvement aux bains est souvent poussé d'une manière extrêmement nuisible à la santé. C'est surtout une erreur de croire que le mouvement en buvant les eaux est indispensable sous tous les rapports. J'ai souvent fait prendre avec succès au lit en tout ou en partie les eaux à des malades attaqués d'affections rhumatismales ou goutteuses ou de tout autre maladie : cependant cette exception à la règle ne doit pas servir de prétexte à la commodité du malade, elle ne doit au contraire avoir lieu qu'en vertu d'une ordonnance formelle du médecin, tous rapports bien considérés. La régularité de la cure exige sans doute un exercice modéré dans les intervalles, et le malade aurait tort de se soustraire sans nécessité à cette règle.

De même dans les promenades du matin à des heures avancées, et surtout dans celles de l'après-midi, l'exercice étant souvent outré, peut entrainer avec lui les suites les plus funestes. Un malade de mes amis qui souffrait fortement de l'abdomen, faisait usage avec succès des eaux de Kissingen, et soit qu'il jugeât à propos de faire beaucoup d'exercice, soit qu'il s'en trouvât mieux, il avait dans ce sentiment de bien-être, fait de fréquentes et longues promenades. Le dix-neuvième jour de sa cure il fit par une chaleur de 23 degrés à l'ombre, dans l'après-midi par une chaleur étouffante une grande promenade dans les montagnes, et à son retour vers le soir lorsqu'il se disposait d'aller an théâtre il fut attaqué d'une hémoptysie si violente que le D^r. MAAS et moi conçûmes les plus vives allarmes pour les jours de cet homme honorable, chéri de tous les siens. Sa vie fut sauvée, et bien que cette maladie eût retardé les effets de sa cure et qu'il lui fût peu permis de continuer l'usage des eaux, les bons effets de l'usage des sources pendant dix-neuf jours ne se sont pas fait attendre.

Il est de principe constant que l'exercice ne doit jamais être poussé au point d'échauffer et de fatiguer le corps, il s'en suit qu'on fera bien aussi d'éviter la chaleur de l'après-dinée. Les promenades faites en société ont le grand avantage de réunir l'agrément de la conversation, de mettre les promeneurs à même de s'observer mutuellement, et de faire éviter à quelques-uns d'entre eux toute promenade longue et fatiguante.

Les diverses habitudes et les petites jouissances de la vie comptent aussi pour quelque chose dans les préceptes diététiques et d'abord il est à remarquer que les malades, surtout les hypocondres et les hystériques habitués chez eux à prendre tantôt une poudre gazeuse, tantôt une poudre réfrigérante et après cela encore un peu de liqueur, d'essence douce, des gouttes cordiales ou des pastilles à la menthe, feront bien de renoncer autant que possible à cette habitude pendant leur séjour aux bains, et de ne prendre que des remèdes qui leur auront été prescrits par leur médecins ou celui des bains, et qui dans le premier cas auront été approuvés par ce dernier. Ces moyens dérangent l'efficacité de la source et peuvent nuire sous bien des rapports. Ce précepte a aussi lieu à l'égard ¦diététique, et quand il arrive aux malades quelque chose d'insolite à ce sujet, il vaut toujours mieux consulter là-dessus le médecin des bains. L'usage du tabac fait souvent aussi le sujet de question diététique. Ces habitudes sont d'ordinaire si enracinées que, même dans les cas où elles devraient être défendues, ce qui arrive fréquemment aux fumeurs, il n'est pas facile d'en prohiber l'usage. Les malades raisonnables voudront bien se contenter de ne fumer que la moitié de pipes et de cigarres.

La diététique morale dans l'usage des sources influe éminemment sur leur efficacité. Le mieux serait que tout malade venant à Kissingen laissât chez lui tous chagrins réels ou imaginaires, pour apporter à la source du Rakoczi une humeur gaie et égale; mais si cela était possible, plus d'un malade retournerait déjà à moitié chemin et sentirait, qu'il n'a nullement besoin du Rakoczi et du Pandour. L'homme dépend tellement de son bas-ventre, que maintes personnes ne peuvent perdre la plus grande partie de leur chagrin, de leurs soucis et de leurs insomnies qu'après un séjour de quelques semaines à Kissingen. Ainsi quiconque a ce malin esprit dans la veine-porte ou dans les ganglions du bas-ventre, pour en être debarrassé aux eaux de Kissingen doit du moins y venir avec confiance, pour y trouver la guérison qu'il cherche. L'espoir et la confiance contribuent singulièrement, dans les affections profondes du système nerveux de la nutrition, comme cela nous est demontré par les hypocondristes et les hystériques, à rétablir l'énergie de l'activité dans la vie sensible et à produire pour elles-mêmes d'heureux résultats ; de là cette règle immuable que les malades ci-dessus nommés peuvent attendre leur guérison avec d'autant plus de certitude, qu'eux-mêmes, leurs médecins et leurs amis parviendront à maintenir leur espoir et consolider leur confiance. Un bon moyen de s'assurer aux bains l'égalité d'humeur nécessaire et indispensable aux résultats des eaux est de renoncer pendant tout le temps de la cure à toutes les prétensions, que chaque malade croit devoir réclamer de la société en vertu de sa position extérieure dans le monde. Tous égaux devant Dieu, nous le sommes aussi devant le Rakoczi ; faibles et malades nous nous approchons des sources avec l'espérance que *Celui*, qui du haut des nues tient dans sa main toutes nos destinées, fera tourner la cure à notre avantage ; en conséquence tout individu qui a comme nous besoin du même secours et de la même bénédiction du ciel, ne doit pas être par nous foulé aux pieds, comme des cailloux sur la route, et il est de notre devoir de ne pas être fiers à l'étang de Bethesda. Quand on voit le matin la société réunie au Rakoczi, l'empressement avec lequel grands et petits se pressent pour vider les verres de cette eau qui doit produire leur guérison, on sent doublement, combien il est nécessaire de conserver le sentiment de l'intérêt le plus vif et le plus sincère. On se plaint dans beaucoup de bains de l'isolement rebutant de la société; autant que je puisse le savoir cette plainte n'a pas eu lieu à Kissingen, et je n'ai au contraire qu'à louer l'affabilité, dont quelques personnes distinguées de la société ont généralement donné le louable exemple. Il s'était bien formé des réunions de personnes qu'une patrie commune ou des rapports sociaux unissaient, mais ce n'est point cet isolement si redouté aux autres bains qu'on doit considérer comme vraiment nuisible à l'esprit de bonne société, quand des personnes non moins respectables que cultivées se trouvent par un sot préjugé exclues des meilleures sociétés. Quelques individus avec toutes leurs prétensions uniquement basées sur l'arrogance et l'égoïsme sont incapables de nuire au bon ton des bains; pourvu que l'esprit soit bon en général, le petit nombre se retirera, et portera la punition de son isolement. Pour faire usage avec succès de la cure de Kissingen il faut avoir l'esprit libre; un homme en proie à des passions violentes ne saurait attendre d'heureux effets de ces sources. Ceux pour lesquels les jeux de hasard sont une vocation, un besoin de la vie, feront bien de renoncer à l'efficacité des eaux; ces jeux peuvent procurer au malade réfléchi et qui sait se maîtriser lui-même un plaisir momentané sans nuire à sa santé, tout autre usage de la roulette et du pharaon ne peut qu'être très-nuisible à l'effet de la cure. Il en est de même des excès de toute espèce qui bien que dangereux dans nos foyers sont doublement funestes aux bains. Ils empêchent les heureux effets de la cure, et l'expérience apprend même qu'au moment où les effets des sources commencent à se développer, les extravagances et les excès de toute espèce peuvent causer la mort par une apoplexie subite, une paralysie ou un épuisement, et cette malheureuse issue est d'autant plus à craindre que les sources agissent plus puissamment et avec plus d'énergie, voilà pourquoi Karlsbad abonde en exemples tragiques de ce genre.

La tension des facultés intellectuelles est nuisible dans tous les bains; à Kissingen où l'on doit fixer surtout l'attention sur l'état morbide du bas-ventre, ses causes et ses effets, le précepte d'éviter tout travail d'esprit est absolument indispensable. Quiconque dans l'usage des eaux de Kissingen a été obligé par des circonstances particulières d'occuper son esprit pendant quelques jours, aura éprouvé un sentiment qui lui serait resté étranger chez lui s'il se fût livré au même travail. L'étourdissement, une douleur sourde dans les sinus frontaux, des vertiges accompagnés de mal-être sont des symptômes qui peuvent facilement devenir les avant-coureurs d'une maladie sérieuse. La correspondance avec les siens ou ses amis, l'exacte rédaction du journal, une lecture légère procurée par M. Jugel suffisent parfaitement comme occupation de l'esprit, pour remplir le temps qui nous reste après la boisson, le bain, la promenade et la conversation, sans nous exposer au danger d'une indisposition quelconque.

Je termine ces préceptes par ces paroles de Siebold qui ont acquis ma conviction, afin que mes lecteurs puissent apprendre doublement la vérité de ces doctrines de la bouche de deux témoins : *Une affabilité exempte de toute raideur, de tout cérémoniel insignifiant, une intime fraternité entre tous et un empressement zélé à contribuer en toute manière au but général, devraient animer tout le monde et contribueraient certainement beaucoup à l'efficacité des eaux minérales.*

SUR LES EFFETS ULTÉRIEURS ET L'ARRIÈRE-CURE DES EAUX DE KISSINGEN.

On s'est beaucoup disputé pour et contre les effets ultérieurs des sources; toute espérance déçue, toute attente trompée croit avoir le droit de nier les effets ultérieurs et d'en faire un ridicule persifflage. Je ne suis pas éloigné de croire que bien des médecins de bains congédient quelques malades, qui les quittent souffrants et mécontents des succès des sources, avec la consolation d'un succès ultérieur, sans y croire eux-mêmes dans quelques cas, et cependant ce succès ultérieur est une vérité et dans la plupart des circonstances ce n'est pas un mot vide de sens que de l'annoncer, je m'appuie ici sur l'expérience riche en exemples de ce genre. Je n'ai vu souvent les effets attendus de l'usage des eaux que quelques mois après. Tout homme impartial sera convaincu qu'une impulsion donnée à l'action de la nature pendant l'usage de ces sources, que toute direction excitée dans la vie intime de tous les systèmes doit durer plus long-temps et ne peut se révéler que plus tard dans ses effets variés. La propriété de la vie organique consiste précisément à recevoir l'impression de l'extérieur et à se mouvoir plus long-temps dans une indépendante activité. Nous voyons que des maladies même laissent après elles de ces impressions permanentes, dont l'existence dure encore après que la maladie a cessé depuis long-temps d'exister. Après des fièvres inflammatoires, violentes, où une grande irritation des pouls a été de longue durée, cette direction anormale reste encore long-temps dans le système sanguin, les pouls sont fréquents et plus durs que moux, même après la guérison du malade, et ce n'est que peu-à-peu qu'il rentre dans son état normal. Nous trouvons dans ceux qui relèvent de maladies nerveuses, une irritabilité et une disposition à des oscillations morbides dans le système sensitif que nous ne pouvons considérer que comme les suites de la maladie qui y siégait auparavant. Il en est de même des remèdes après l'usage desquels l'action provoquée par eux dure encore long-temps après que le remède a été administré. Après l'usage continue de l'opium la disposition à la constipation dure long-temps après l'emploi de l'opium. Quand on a pris du mercure, la disposition à la salivation se fait sentir long-temps après qu'on a employé le mercure. Tout cela une fois prouvé par l'expérience, il est facile de concevoir que l'usage régulier, permanent et raisonnable des sources continue à opérer par l'action provoquée, quoique les résultats de cette action n'apparaissent point d'abord d'une manière violente et sensible ; de là beaucoup de malades bien que privés du sentiment et de l'idée de cette opération sont cependant parvenus par la voie paisible et inconnue d'une amélioration lentement progressive au but de leurs vœux et ont plus tard reconnu avec reconnaissance leur entière guérison.

Il y a donc ici trois points à considérer et à retenir. D'abord il ne faut pas après la cure exiger l'impossible et croire que les troubles les plus profonds et les plus opiniâtres des formations organiques qui sont restés intacts tout-à-fait à l'époque de la cure peuvent encore être entièrement dissipés par l'action des sources provoquée dans la nutrition.

Un homme de distinction, qui outre les diverses affections chroniques profondément enracinées auxquelles il était sujet avait encore le nez rouge dont
la couleur de sang devait lui avoir couté plus d'un
broc du meilleur crû, fit usage d'une source avec le
meilleur succès et s'en vantait avant son départ; il
n'y eut que son nez qui, comme on le conçoit facilement, resta gros et rubicond. La veille du jour où
il devait quitter le bain, quelqu'un lui ayant fait observer que son nez n'avait pas changé de couleur,
il répondit d'un ton qui loin de marquer de l'humeur annonçait une entière certitude qu'il s'en
reposait à cet égard sur les effets ultérieurs. Une
seconde condition c'est que l'effet ultérieur de la
source soit favorisé par tous les moyens possibles.
On parvient à ce but moins par l'usage des remèdes
qu'en se ménageant encore long-temps et en obser-
vant les mêmes préceptes qu'on a suivis en buvant
les eaux. On continue souvent avec succès de boire
chez soi les eaux comme à la source, et on procède
sous bien des rapports comme on l'a fait dans le
commencement aux bains. La troisième condition
c'est que le succès ultérieur ne soit nullement dé-
rangé. Attendu que cela arrive fréquemment et
qu'à cet égard il existe encore des idées peu nettes,

il paraît à propos d'entrer là-dessus dans quelques détails. On a déjà fait remarquer que l'usage des médecines nuisait à l'action des sources. Il en est de même après avoir fini la cure ; tout changement marqué dans la manière de vivre, toute négligence diététique peut arrêter l'effet ultérieur. Ici appartiennent tous les cas où les malades revenus des bains reprennent les anciennes habitudes qui ont occasionné leur maladie, ou dans lesquelles ils sont obligés de se livrer sans ménagement à toutes les influences nuisibles. L'observation franche et continue des effets ultérieurs des sources est indispensable pour prononcer à ce sujet un jugement fondé et pour pouvoir indiquer, le cas échéant, avec quelque certitude les arrière-effets. Mais si ces remarques isolées doivent par la voie d'une fidèle observation être élevées à des expériences réelles, il est de toute nécessité que les malades fassent sur les suites antérieures et ultérieures des sources un rapport fidèle non seulement à leurs médecins, mais encore à ceux des bains où ils ont fait usage de la source, et leur communiquer franchement et sans détour tout ce qui y touche. Par malheur cela arrive rarement, et les médecins dans des grandes villes consultés des voyageurs étrangers sur le choix du bain revoient rarement les malades auxquels ils ont donné leur conseil et prescrit l'usage d'un bain, encore moins leur arrive-t-il d'en savoir des nouvelles, ce qui fait perdre toute exploitation scientifique à l'égard d'une connaissance plus intime des sources.

Pour atteindre un heureux résultat des effets ultérieurs le régime à suivre, quand on a fait usage des sources, est une condition essentielle que l'on doit prendre en considération après tout autre bain. Il a déjà été dit, que chaque malade fera bien de suivre quelque temps après le bain les préceptes diététiques dont on lui aura fait un devoir en prenant les eaux. Toute circonstance qui pourrait donner lieu à l'irrégularité de la diète doit être soigneusement évitée. On a déjà fait observer plus haut que dans des occupations sérieuses qui exigent une grande tension d'esprit, il n'est pas à propos de reprendre bientôt après l'usage des sources son ancienne activité, qu'il est au contraire plus à désirer que ce passage ne s'opère qu'insensiblement; il est à propos de rappeler ici qu'il est bon qu'on vive pendant cet intervalle d'une manière convenable et conforme à une véritable arrière-cure. Quiconque passe ce temps à des voyages de plaisir et à des visites chez ses parents et amis aura souvent l'occasion de dévier des préceptes diététiques, et on ne doit pas s'étonner, si l'effet des sources qu'on a fréquentées est moins favorable qu'on avait eu d'abord sujet de l'espérer.

Nous arrivons à présent à ce qu'on appelle les arrière-cures qui méritent assurément une plus grande attention que celle qu'on leur prête ordinairement. L'habitude de ne pas se contenter d'une source, mais encore de faire usage d'une seconde et même d'une troisième après, était beaucoup plus général auparavant qu'à présent; on a fait justice de cette manière de voir, et c'est aujourd'hui une chose rare. La hâte avec laquelle on allait d'un bain à un autre était encore plus nuisible, on devait dans le plus court délai possible faire une double cure. Je me rappelle avoir souvent rencontré des baigneurs qui ayant terminé le matin leur cure à Karlsbad venaient à Franzensbrunn le soir du même jour prendre déjà le premier verre pour profiter du temps autant que possible. Il y a trente ans il était d'usage que la plupart des étrangers prissent encore un bain avant leur départ de Warmbrunn, pour se trouver dès le lendemain à la source d'Altwasser. Il en était de même de Kissingen à Bocklet. Ce procédé bien qu'il ait pour lui des autorités, était inconvenable, car l'action des sources une fois provoquée ne peut pas être troublée sans danger, ce qui arrive toujours, lorsqu'on fait succéder l'usage d'une source à une autre, dont les rapports sur l'organisation sont différens. L'expérience apprend aussi que dans l'usage d'une seconde source les anciennes infirmités empirent, et qu'il s'y en joint encore de nouvelles. Quoique l'action contraire des sources employées immédiatement l'une après l'autre ne soit pas toujours prouvée par l'expérience, cependant le rapport de ces sources sur l'ensemble de l'organisation ne laisse pas d'être différent, et on ne saurait conseiller de faire l'une à l'autre des influences si rapides. L'observateur attentif ne peut manquer de s'apercevoir combien cet usage irréfléchi de diverses sources à la fois nuit à la totalité des effets. La seconde source est souvent le tombeau de la première, et enfin aucune des deux ne peut avoir de bons résultats. Il ne peut y avoir ici que deux cas, où la première source est salutaire ou elle ne l'est pas, dans le premier cas la prudence exige d'en continuer l'usage aussi long-temps que le besoin demande, de la laisser ensuite tranquillement agir et de l'appuyer par un régime convenable, s'il en est autrement, si le malade se trouve mal de la première source, il est à craindre que son état n'empire ; une seconde source n'est point alors une arrière-cure, mais une correction d'une erreur thérapeutique, un essai d'agir sur l'état du malade dans une autre direction. Si nous appliquons cette observation générale sur Kissingen, le malade qui aura ressenti les bons effets de cette source fera bien après un séjour de quelques semaines aux bains de faire encore une petite excursion sans dévier du régime diététique et de retour dans ses foyers de continuer à vivre comme à Kissingen, et en cas de besoin de prendre encore quelques bouteilles de son Rakoczi favori, laissant le reste aux arrière-effets de la source. Le malade a tort de se rendre de Kissingen à Bocklet, à Brückenau ou dans un bain de mer pour y faire usage d'une nouvelle cure, il peut s'expliquer alors facilement et s'attribuer à lui-même les mauvais résultats qui s'en suivent. Rien ne dérange plus les effets ultérieurs démontrés par l'expérience que l'abus des arrière-cures ainsi nommées au moyen d'autres sources. Il n'y a qu'un petit nombre de circonstances, où une véritable arrière-cure après l'usage d'une source minérale efficace peut être justifiée. Ici appartient la complication de la maladie ou une confluence de plusieurs états morbides. Il peut se faire que l'heureux résultat des sources de Kissingen ait fait disparaître un état morbide, et que l'autre soit encore resté, alors on peut faire usage de la source recommandée par l'expérience comme efficace contre l'état encore existant; de cette manière l'arrière-cure ne peut être que très-salutaire et atteindre une entière et parfaite guérison. Si l'usage des sources de Kissingen a fait du bien, mais que le malade se sent affaibli, manque-t-il de cette vigueur vitale qui dénote un résultat heureux et parfait, il est à craindre alors que de nouvelles souffrances ne se déclarent ou que la maladie ne reparaisse sous un autre aspect. Là conviennent les sources de Bocklet et de Brückenau qui employées pendant quinze jours ou trois semaines peuvent opérer des merveilles et produire pour l'avenir une guérison durable. Dès qu'à Kissingen les obstructions sont dissoutes, mais que les sensations douloureuses qui les accompagnent souvent dans les membres et les jointures avec un sentiment marqué de faiblesse se font encore sentir, alors on peut recommander contre ces affections un séjour de quelques semaines à ces sources ferrugineuses. Goldwitz a déjà observé une infinité de cas où dans les affections de ce genre l'usage des eaux ci-dessus nommé était d'un merveilleux effet et préservait des récidives de toute espèce les malades délivrés à Kissingen de leurs affections du bas-ventre.

Dans certaines maladies des femmes où des formations morbides et des disproportions marquantes dans les fonctions sexuelles ont disparu, cas dans lequel assurément deux et même plusieurs visites aux eaux de Kissingen sont requises, il reste bien encore après une expression d'atonie et un vestige de chlorose d'autant plus imprimés et d'autant plus dignes d'attention que la malade dans le temps de sa maladie a perdu de sang et autres sucs. Là conviennent également Brückenau et Bocklet. Le premier de ces bains a un site si ravissant et si romantique, il est si richement doté par la grâce de son royal protecteur qu'on ne saurait assez recommander à ceux qui prennent les eaux de Kissingen une excursion à Brückenau, quand bien même leur état n'exigerait point l'arrière-usage de ces sources. La salle de l'établissement construite par la munificence de Sa Majesté dans un style grandiose mérite seule qu'on fasse ce voyage, et ses environs où sont prodiguées les beautés de la nature invite à un séjour prolongé.

En cas que le malade à Kissingen se sent délivré de ses affections, que la digestion et le sommeil aient repris leur normalité, que la douce sensation de la santé revienne avec une nouvelle vigueur vitale, mais qu'il reste encore une irritabilité de la peau, une légère mobilité des nerfs, et surtout une plus grande susceptibilité à toutes les influences, et que le reconvalescent ait à craindre que le retour à sa vie ordinaire n'occasionne en lui le renouvellement de ses premières souffrances, il fera très bien de profiter assidument du dernier temps de son séjour aux bains à la saline. Mais, si le malade était ici trompé dans son attente, et que ses rapports extérieurs et la saison le lui permettent, qu'il aille à un bain de mer, il retrouvera sa vigueur et sa force dans les flots de l'océan, et un séjour de deux semaines tout au plus suffira pour égaliser les disproportions organiques, sur lesquelles Kissingen avait été impuissant.

De tout ce qui vient d'être dit ici deux conséquences peuvent être déduites que le malade fera bien de retenir comme règle pour ce qu'on appelle l'arrière-cure. D'abord, tant que les troubles de la nutrition et ses sensations morbides qui réclament l'usage des eaux de Kissengen, n'ont pas entièrement disparu, qu'au contraire ils durent quoiqu'à

un degré très-infime, il ne doit jamais être question
d'une arrière-cure par d'autres sources agissant dans
une direction nouvelle et particulière ou par des bains
de mer; l'arrière-cure consiste ensuite, comme il a
été déjà dit plus haut, dans la continuation d'une
diète assidue, dans le consciencieux éloignement de
tout ce qui pourrait augmenter les phénomènes morbides et dans l'usage continue et modéré du Rakoczi.
Ce n'est que quand les eaux de Kissingen ont ex-
stirpé les premières maladies, mais qu'avec cela les
complications existantes et quelques évènemens produits par les souffrances primitives ne laissent pas
de durer encore, que l'arrière-usage des sources
minérales et des bains de mer ci-dessus nommés est
parfaitement justifié et qu'alors dans ce sens une
arrière-cure a une signification véritablement pratique et satisfaisante. Secondement il résulte des idées
qui viennent d'être développées ici qu'il ne faut pas
se prononcer d'avance avec certitude sur la nécessité
d'un second bain après avoir fait usage des eaux de
Kissingen, mais que cette décision doit avoir lieu
plus tard; il s'en suit delà que le jugement du médecin de la maison sur cette espèce d'arrière-cure ne
peut être que conditionnel, c'est au médecin du bain
qu'il appartient d'observer le malade pendant le temps

de la cure et de décider en vertu de cette observation et de son expérience, si après avoir terminé la cure à Kissingen un autre bain, et dans le cas affirmatif lequel doit être visité. C'est là le rapport et le procédé fondés sur la nature du fait et qui seuls peuvent garantir les plus heureux effets ; toute autre manière d'agir est arbitraire et déplacée. Que le lecteur y fasse attention.

SUR LE REMPLISSAGE ET L'ENVOI DU RAKOCZI ET DE LA SOURCE DITE MAXIMILIANSBRUNNEN ET SUR LEUR USAGE A L'ÉTRANGER.

Un des grands avantages du Rakoczi c'est qu'il peut être expédié avec facilité et qu'il conserve d'une manière remarquable pour un temps indéfini sa bonté et son efficacité, preuve certaine de la liaison intime de ces substances découvertes ou à découvrir. Il n'est pas aisé de vérifier le nombre de bouteilles qui en est expédie, attendu que M. Pierre BOLZANO a aussi ses petits secrets à la publication desquels personne ne peut l'obliger, cependant cela ne fait rien à la chose ; il est plus important de savoir que le fermier ci-dessus nommé de l'établissement met les soins les plus scrupuleux à ce que le remplissage s'opère avec précaution, et que cette opération soit faite avec la propreté, l'exactitude et la régularité requises. La machine de HECHT employée à Franzensbrunnen l'a été aussi, à la vérité, à Kissingen, mais l'usage n'en paraît pas jusqu'à présent bien fréquent. On emploie ici les petits tuyaux proposés par KASTNER qui repondent parfaitement au but et épargnent beaucoup de temps. Parmi les cruches employées au remplissage, les rouges sont tirées des environs de Selters, les grises qui viennent d'Oberbach ou de Römershag sont préférées ; on verse aussi la source dans de fortes bouteilles de verre. La remplissage décrit dans tous ses détails par SIEBOLD et que l'on peut lire dans son ouvrage, a lieu, de même que la conservation et l'envoi d'après certaines règles consciencieusement observées, et quand les sources peuvent être recouvertes d'un léger pavillon au moyen duquel par le mauvais temps le remplissage peut se faire à sec et la surface de la source être garantie de toute ordure, l'opération ci-dessus mentionnée satisfait à toutes les exigences. Autrefois le remplissage se faisait très-négligeamment et par conséquent mal, mais à présent il ne reste plus rien des inconvéniens dont WETZLER qui a bien mérité de ces eaux et de tant d'autres sources minérales d'Allemagne, faisait jadis un reproche dans le remplissage de Kissingen, cette opération, au contraire, se fait avec la plus grande régularité, et les bouteilles dûment bouchées et goudronnées sont pourvues d'un cachet portant les lettres **P. B.**, autour desquelles on lit: sources minérales de Kissingen. Les cruches et les bouteilles remplies d'eau minérale de Kissingen doivent être posées sur des planches dans des caves sèches et inaccessibles aux rayons du soleil. Par la préférence ci-dessus mentionnée du Rakoczi qui peut se conserver pendant plusieurs années dans des cruches fermées hermétiquement, sans que l'eau ne perde rien de sa force et de son efficacité, l'usage de cette source gagne une extension presque incalculable. Il est connu que le Rakoczi voyage nonseulement dans tous les pays de l'Europe, mais encore il est accueilli favorablement dans les Indes orientales et occidentales et surtout en Amérique du nord. Le témoignage du Dr. KOLLMANN, médecin du gouvernement Hollandais à Java qui avait reçu cette eau minérale aussi fraîche et aussi bonne que si elle venait d'être puisée à la source de Kissingen, prouve qu'elle peut passer la Ligne sans danger pour ses rapports constitutifs. A l'époque du mariage de la princesse de Leuchtenberg avec l'empereur du Brésil don Pédro, le Dr. Stephan, médecin de la fiancée impériale, prit à son départ pour Rio-Janeiro une partie considérable de Rakoczi, la princesse ayant fait usage avec succès de cette eau minérale à Munich. Le Dr. Stephan a fait plusieurs commandes ultérieures. Le Dr. Rau, dont l'épouse est née à Wurzbourg, a fait aussi venir à Rio-Janeiro une grande quantité du Rakoczi qui n'a rien perdu de sa valeur et de son efficacité; aujourd'hui encore de fortes commandes sont faites à Kissingen pour ce pays là.

Attendu que le Rakoczi se conserve si bien en voyageant et que loin de la source il ne perd aucun de ses effets primitifs, une imitation de cette source n'est jamais à recommander, parce que ce mélange artificiel est bien une dissolution saline ferrugineuse en eau de source souvent plus que saturée d'acide carbonique et peut aussi être avantageux sous plusieurs rapports, mais il ne saurait jamais s'élever à l'importance organique des sources minérales naturelles. Qui aurait recours à ce pis-aller, quand la véritable source lui est offerte? Les effets de la source du Rakoczi à l'étranger sont les mêmes qu'à la source, et comme dans beaucoup de maladies du bas-ventre et dans celles des femmes, surtout dans les affections du foie, les hémorrhoïdes profondément enracinées, l'hypocondrie, l'hystérie et toutes les affections des organes sexuels intérieurs des femmes il est nécessaire de boire le Rakoczi plusieurs mois pour parvenir à un véritable soulagement, cette propriété de conserver long-temps sa force et de pouvoir être expédié dans les contrées les plus lointaines, en fait un des meilleurs remèdes, dont on peut faire usage pour éviter un long voyage aux bains, terminer une cure interrompue peut-être trop tôt et dans les cas pressants qui se présentent pour ce qu'on appelle cures d'hiver. Dans des profondes souffrances du bas-ventre je fais prendre pendant plusieurs mois tous les matins au reveil un jusqu'à deux grands verres (contenant ensemble de douze à dix-huit onces), et je puis assurer que je dois à ce procédé les plus heureux succès. Chez bien des personnes cet usage du Rakoczi est un excellent préparatif de voyage pour Kissingen; c'est pour le malade le meilleur moyen de se convaincre avec quelle facilité il supportera le Rakoczi, aussi ces doses en petite quantité paraissent-elles produire dans le commen-

cement un excellent effet. Dans quelques cas j'or-
donne en hiver une cure complète, et fais boire tous
les matins une petite bouteille contenant cinq verres
dont les deux premiers le malade boit dans son lit,
une heure après il fait un léger déjeûner, après cela
il attend une heure et demie pour boire les derniers
trois verres de demi heure en demi heure jusqu'à
une heure avant le diner. La diète à observer dans
ce cas est la même qui est prescrite dans l'usage du
Rakoczi à la source. Le buveur se borne à table
plus à la qualité qu'à la quantité des mets; toute
substance grasse et aigre est absolument défendue.
Si le temps est mauvais, on doit surtout se vêtir
en conséquence, ici la laine portée sur le corps est
aussi le moyen le plus sûr de se garantir des mau-
vaises influences d'un refroidissement. L'emploi du
Rakoczi est depuis de longues années en usage dans
beaucoup de contrées pour les cures d'hiver, et quelque imparfaite que fût alors l'opération du remplissage, les bons effets en étaient néanmoins généralement connus et très-estimés. Dans le courant de
l'hiver dernier l'usage du Rakoczi a été fréquemment
et avec succès prescrit non-seulement par moi, mais
par plusieurs de mes collègues. M. le conseiller
médicinal HANKE m'a communiqué un exemple ré-

cent, où par l'usage quotidien du Rakoczi pendant plusieurs mois une femme souffrant de maux invétérés du bas-ventre et de migraines pour lesquels on avait envain essayé tous les remèdes, a été radicalement guérie.

L'envoi des cruches et des bouteilles a lieu dans des caisses dont le transport à l'étranger hausse le prix de l'eau minérale, parce que les voituriers du midi de l'Allemagne contrairement au bon marché de tous les besoins de la vie font payer trop cher les frais des roulages. Une caisse de 60 bouteilles entières de Rakoczi coute jusqu'à Breslau pour frais de voiture once écus vingt-huit gros-d'argent. Si la distance est de quatre-vingt milles, le prix de chaque bouteille hausse de six gr.-d'arg. de Prusse ou de vingt-un Kreutzer du Rhin.

A l'endroit même le prix du Rakoczi sur le pied de vingt-quatre Kreutzer, le florin compté à quatorze bons gros ou dix-sept et demi gros-d'argent courant de Prusse, est ainsi qu'il suit.

Dans le remplissage ordinaire d'une cruche cachetée de cire noire :

    100 grandes cruches . 15 florins.
    100 petites cruches . . 11 flor. 30 Kr.
    100 bouteilles de verre 20 florins.

Dans le remplissage avec des cylindres à gaz à la manière des sources de Franzensbad, cachetées de rouge :

  100 grandes cruches . 18 florins.
  100 petites cruches . . 15 florins.
  100 bouteilles de verre 30 florins.

Ces derniers prix, quoique les cruches soient plus chères à Kissingen, sont les mêmes qu'à Franzensbad. Dans tous les envois les caisses et l'emballage sont comptés à bon marché.

Le remplissage et l'envoi de la source dite Maximiliansbrunnen se font dans le même temps et de la même manière que ceux du Rakoczi, seulement cette affaire est très-bornée et d'un très-modique rapport. Cette source est trop peu connue à l'étranger, et ce qui fait qu'elle est aussi moins recherchée, c'est que l'usage en est surtout plus rare et qu'alors même elle peut être plus ou moins remplacée par d'autres salines douces. L'eau de Selter est d'autant plus connue et recherchée que la modicité de son prix lui donne la préférence. Chez nous l'Ober-Salzbrunnen est si connue et à si bon marché à cause de la proximité des sources qu'il remplace partout les autres salines, pourvu toutefois que cela s'accorde avec l'indication thérapeutique. Dans la gravelle et les calculs rénaux, de même que dans les blénnorrhées de l'urèthre et de l'anus bien des médecins préfèrent la source de Maximilien à toutes les autres salines, et le petit nombre de cas que j'ai eu l'occasion d'observer dans l'emploi de cette eau, confirme pleinement l'éloge donnée à cette source.

Pour donner un aperçu complet des dépôts des eaux minérales de Kissingen dans les diverses villes de l'Europe j'ai prié M. Bolzano de me faire parvenir un tableau de ces dépôts, les tableaux publiés précédemment par Maas et Siebold étant incomplets et par conséquent d'un usage nul à présent je joins ici le suivant:

LISTE DES DÉPÔTS

D'EAUX MINÉRALES DE KISSINGEN.

Amberg.
M. Wolfg. Wimpessinger.

Amsterdam.
„ J.-M. Still.
„ J.-A. Brand.
„ D. Hoyack & comp.

Annaberg.
„ C.-A. Binder.

Anspach.
„ J. Lamperti & comp.

Arnstadt.
„ J.-H. Kämpf veuve.

Aschaffenbourg.
M. J.-J. Ernst.
„ A. Linde, apothicaire.
„ J.-A. Eissenberger.
„ F.-Alex. Weber.

Ausbourg.
„ C.-G. Hagen.
„ Jean Kiessling.

Baden-Baden.
„ J. Stadelhofer.

Baltimore.
„ Pöpplein & frères.

Bamberg.

M. J.-L. Kratzer.
  „ G.-M. Schwager.
  „ François Würzenthal.

Bayreuth.

„ F.-C. Zapf.

Berlin.

„ J.-F. Heyl & comp.
„ C.-F. Dittmann.

Berne.

„ S. Friedli cad.
„ A. Trampy.

Bonn.

„ Edouard Elskes.

Brême.

„ Schramm & comp.

Breslau.

„ F.-W. Neumann.
„ Fr.-Gustave Pohl.
„ C. F. Keitsch.

Brunswick.

„ J.-H. von der Heyde, veuve
    & fils.

Bruxelles.

„ J.-M. Gripekoven, apothi-
    caire.

Bukebourg.

„ F.-L. Berger.

Cassel.

„ C.-H. Kümmel.
„ W. Ritz.
„ C. Eimer.

Chemnitz.

„ J.-F. Klemm

Coblence.

M. J.-G. Siegert.

Cobourg.

„ Chr. Krauss.

Cologne.

„ F.-C. Mainone.
„ P.-J. Jaffrath veuve.
„ C. Remy.
„ Enneper & comp.

Darmstadt.

„ W. Kohlermann.
„ W. Sander.

Deux-Ponts.

„ C. Lichtenberger.

Dillingen.

„ J.-G. Fink.

Dresde.

„ H. Ficinus, apothicaire.
„ Adolphe Kollenbusch.
„ Erneste Bärwald.

Dusseldorf.

„ Pierre d'Else.
„ A. Morro.

Ebern.

„ J.-R. Vergho.

Eisenach.

„ Rohlig & Hirte.
„ J.-Ph. Deubner veuve.

Elberfeld.

„ J.-A. Hatzig.

Erford.

„ G. Kuhn.
„ Charles Freund.

Erlangen.
M. Nic. Fleischmann.
„ J.-P.-F. Hoffmann.
„ Oehlschlägels-Relict.

Francfort sur-le-Mein.
„ J.-H. Dressler.
„ J. Kost veuve.
„ G. D. Rossenbach veuve.
„ G.-L. Scheuermann.

Freystadt.
„ E.-G. Lachmann.

Fribourg.
„ H. Bouisson.
„ D. Dietler fils.

Fürth.
„ J. Roth
„ F.-A. Billing fils.

Fulde.
„ A. Binder.

Geisslingen.
„ Sprössler, apothicaire.

Gera.
„ François Münch.

Glogau.
„ W.-G. Dionysius.

Gotha.
„ H.-G. Georges aîné.
„ Bern. Strass.

Halle.
„ David Sandel.

Hambourg.
„ Karke & comp.
„ B.-G. Schütt.

Hamm.
M. Maybach & Unkenbolt.

Hanau.
„ C. Theobald.
„ W. Reul.
„ C. Schröter.
„ W. Appel.

Hanovre.
„ F. W. Haas cad.
„ C. H. Lohse.

Harbourg.
„ J. Beneke & Bock.

Heilbronn.
„ F. Hauber.

Heiligenstadt.
„ F. Madlung, apothicaire.

Hersfeld.
„ L.-C. Becker.

Hombourg.
„ H. Zott cad.

Hoya sur-le-Wéser.
„ J.-C. Tiensch.

Iéna.
„ Ritter & Osann.

Kitzingen.
„ Charles Fréd. Wolff.

Königsberg.
„ C.-F. Gramm, apothic.
„ D. M. Lewalde.
„ Steffens & Wolter.

Landau.
„ C. Guillot.

Landshut.
M. I. Kaufmann.

Lahr.
„ F.-C. Mauerer.

Leipsic.
„ S. Ritter.
„ C.-H. Kleinert.
„ Godefroi Kühne.

Leopoldshafen.
„ Erneste Glock.

Liegnitz.
„ Conr. Menzel.

Londres.
„ Bechford & Rauken, 36. Finsburg Circus.
„ A.-B. Lambe.

Louisbourg.
„ Louis Bender.
„ Pr. Minden.
„ H. Heering.

Lübeck.
„ M. C. Faber.

Magdebourg.
„ Ph. Neuschäfer.
„ Rüdiger & Pilarik.

Mannheim.
„ J.-M. Sartory.
„ F.-H. Meyer-Nicolay.

Marbourg.
„ L. Rossi.

Mayence.
„ J. Neusset fils.
„ Pfeiffer & comp.
„ Jacques Tosetti.

Metz.
M. Marchand.

Miltenberg.
„ M.-C. Ditt.
„ Jos. Knapp.

Mitau.
„ Schmemann.

Mosbach.
„ C.-R. Deetken.

Münden.
„ Ferdinand Ahrens.

Muhlheim.
„ J.-A. Bacher.

Munich.
„ F.-A. Ravizza.
„ Nussbaumer.
„ Joseph Karl veuve.
„ Ferd. Flad.

Nenndorf, Bain.
„ C.-L. Lüdersen, apoth.

New-Orléans.
„ Kolligs frères.

Nordhouse.
„ C. Bergmann.
„ W.-F.-J. Meyer, apoth.

Nuremberg.
„ J.-A.-S. Schöpf.
„ Théod. Lotzbeck.

Oettingen.
„ L. Hubel, apothicaire.

Offenbach.
„ J. Scheibler.

Offenbourg.

M. Ferd. Hötzlin.

Paris.

„ G. Weber, pharmacien,
rue neuve des Capucins„
no. 8.

Passau.

„ J.-G. Wieninger.

Pétersbourg.

„ D.-J. Specht.

„ Lehmann & Schwarzkopf.

Philadelphie.

„ Adam Maag.

Pirna.

„ Jean Chr. Nicolai.

Plauen.

„ Frd. Göbel.

Potzdam.

„ F.-L. Hornburg & Mormess.

Prague.

„ Frd. Kunnerle.

Rheine.

„ M. Bonsé.

Riga.

„ J.-M. Pander.

Rostock.

„ J.-H. Stüdemann.

„ J.-A. Becker.

Rotterdam.

„ Roggenbach & van der
Hoop.

Rudolstadt.

M. C.-W. Dufft, apothicaire
de la cour.

„ C.-A. Köppen.

Sarbruck.

„ J. F. Kiesel.

„ J.-G. Siebert.

„ J.-A. Mayer.

Schweinfurt.

„ Ch. Uhl.

Sondershausen.

„ Rammstadt, apoth. de la
cour.

Stade.

„ J.-F. Rülsch.

Stralsund.

„ J.-J. Karnin.

Strasbourg.

„ M. Eckert.

Stuttgard.

„ Ch. Cuppinger.

Teplitz.

„ Jos. Luft.

Trèves.

„ M. Schwalbach.

„ A. Kanth.

Trinidad.

„ Ch. & Anselm Gerold.

Vienne.

„ de Wedler, apothicaire

Wertheim.

„ J.-C. Faber.

<table>
<tr><td>

Weimar.
M. J.-A. Kloss.
 „ Charles Baum.

Weissenfels.
 „ Ferd. Heyland.

Wurzbourg.
 „ Ant. Fischer, dépôt princ.
 „ S.-C. Zürn.

</td><td>

Wurzbourg.
M. J.-B. Schmitt.
 „ A.-St. Stümmer.

Zurich.
 „ J.-F. Ustry.

Zwickau.
 „ Laurentius.

</td></tr>
</table>

VOYAGE A KISSINGEN.

Plusieurs de mes respectables malades dont l'intention était de faire le voyage pour Kissingen ont désiré encore quelques avis qui sans avoir, il est vrai, des rapports directs avec la manière de vivre aux bains, n'en étaient pas moins importants pour eux. C'est ce qui m'a engagé d'ajouter comme supplément à cet écrit les notes qui concernent le voyage en lui-même et les rapports extérieurs du voyageur.

Il est difficile de répondre d'avance à la question, s'il est nécessaire, dans tous les cas de se préparer pour ce voyage. Dans les maladies profondément enracinées, où la nécessité des bains en a été prévue long-temps avant que les rapports et la saison en aient permis le voyage au malade, on fera bien

d'y penser à temps, de ne point s'en reposer entièrement sur un avenir éloigné qui pourrait laisser prendre au mal des racines toujours plus profondes. Ce
qu'il y a à faire dans chaque cas en particulier doit
être laissé au jugement du médecin. C'est ici le lieu
de recommander surtout les dissolvants et les désob-
struants, et rien n'est plus dangereux que de ne point
prendre en considération les dispositions à la constipation si fréquentes en pareilles circonstances, et de
s'en remettre toujours à l'usage des sources. Il y a
plusieurs années qu'un malade après huit jours d'une
constipation du bas-ventre mourut deux jours avant
son départ pour Karlsbad d'une apoplexie foudroyante
qui le surprit à la suite des grands et pénibles efforts
qu'il fit pour aller à la selle, et qui peut-être aurait
pu être évitée. Les pillules de Rhubarbe et de sel
ammoniaque appartiennent aux médicamens les plus
doux et les plus convenables dont on puisse faire
usage avant le voyage à Kissingen. L'usage ci-dessus mentionné du Rakoczi en petites doses est aussi
sans contredit, dans la plupart des cas un des traite-
mens préparatoires les plus efficaces pour Kissingen.
Il n'est pas moins important pour celui qui se propose d'aller à Kissingen de connaître la route qu'il a
à parcourir: je joins donc ici quelques itinéraires

des diverses contrées de l'Allemagne et des pays limitrophes qui, sans indiquer le nombre exact des milles, des lieux en particulier et des relais, contiennent néanmoins plusieurs routes pour chaque direction pour ne pas être obligé de prendre à son retour le même chemin.

De Berlin la route mène ou par Halle ou par Leipsic, ensuite par Weissenfels, Weimar, Gotha, Meiningen, Neustadt à Kissingen; en passant par Halle 56 milles et par Leipsic un mille et demi de plus. De Berlin par Dresde et ensuite par Freiberg à travers le Erzgebirge, à Plauen, Hof, Bayreuth, Bamberg, Schweinfurt à Kissingen 72 milles. Le voyageur veut-il en retournant à Berlin faire un long détour à travers de belles contrées, il peut passer par Würzbourg, Heidelberg, Mayence, Francfort sur-le-Mein, Cassel et Magdebourg, ce qui fait 107 milles.

Un chemin conduit de Vienne à Kissingen par Linz, Straubing, Ratisbonne, Nuremberg, Bamberg, 86 milles. Veut-on à son retour prendre une belle route mais bien plus longue, on passe par Würzbourg, Heidelberg, Stuttgart, Ulm, Augsbourg, Munich, Salzbourg, Linz à Vienne, ce qui fait 134 milles.

De Hambourg par le Hanovre, Göttingue, Cassel, Gotha il y a 70 milles.

De Breslau une route mène par Dresde, Freiberg à travers le Erzgebirge et le Voigtland, par Bamberg à Kissingen, elle est de 76 milles. Une seconde route aussi très-belle, mais très-montagneuse conduit de Dresde par Altenbourg, Iéna, Weimar, sur la route de Francfort sur-le-Mein jusqu'à Sluttern, ensuite de côté dans les montagnes par Brückenau à Kissingon, ce qui fait de Breslau 89 milles. Un troisième chemin de 76 milles passe par Bayreuth à Eger, Karlsbad, Prague, Trautenau, Schweidnitz à Breslau. Mais ce chemin est celui qui offre quelques difficultés au voyageur à cause de la douane, des passeports et de quelques arrangemens de la poste.

De la Hollande la route de Kissingen est par Cologne, Coblence, par les bains du Taunus à Francfort sur-le-Mein, et par Wurzbourg on peut retourner sur le bateau à vapeur par Cologne, Dusseldorf et Nimègue.

De l'Angleterre à Kissingen la route est ou par la Hollande ou par Calais à Bruxelles, et de là par Liège, Aix-la-Chapelle, Cologne sur la route de Mayence par Francfort sur-le-Mein et Wurzbourg.

On vient de Paris à Kissingen par Metz, Verdun, Mayence, Francfort sur-le-Mein, et quand on veut voir à son retour les belles contrées et les villes intéressantes du sud de l'Allemagne on passe par Bamberg, Nuremberg, Munich, Augsbourg, Ulm, Stuttgart, Karlsruh, Strasbourg et Nancy jusqu'à Paris.

On arrive d'Italie à Kissingen par deux routes, d'abord par la Suisse à Fribourg, et ensuite par Karlsruh, Stuttgart, Wurzbourg; la seconde mène par le Tyrol à Fussen, ensuite par Augsbourg, Nuremberg, Bamberg et Kissingen.

Le plus court chemin pour les voyageurs du nord est par Lubeck et Hambourg. Deux routes leur sont offertes sur le continent, par Königsberg et Berlin, et par Varsovie et Breslau.

Dans un petit écrit de Weber, orné de très-jolies vues, intitulé : *Souvenirs des bains de Kissingen et de ses environs*, on trouve les meilleurs itinéraires indiquants les relais soit en allant ou en revenant de Kissingen; on pourra se servir de cet ouvrage avec utilité.

Kissingen étant non-seulement de près, mais encore de loin entouré de montagnes, il n'est pas bien de voyager avec ses propres chevaux. Il est couteux, ennuyeux et désagréable de voyager dans ces contrées avec des chevaux de louage. Les hautes montagnes et les milles qui en Saxe et en Bavière sont considérablement plus forts que les nôtres d'aujourd'hui, font qu'on ne peut parcourir de grandes distances en un seul jour. Quand on ne veut pas profiter de la nuit, on ne saurait dans ces endroits montagneux, et surtout si l'on prend sa direction à travers le Erzgebirge et le Voigtland par Berneck et Bayreuth, même avec l'extraposte faire plus de douze milles, avec un cocher de louage à peine les deux tiers du chemin; quand on voyage avec ses propres chevaux qui ne sont point accoutumés à la hauteur de ces monts, on risque de les ruiner entièrement.

Des hommes plus jeunes, voyageant seuls, doués d'une forte constitution, peuvent quoique malades faire ce voyage en diligence; la diligence ne paraît pas du tout convenir aux personnes plus âgées, souffrant du bas-ventre et valétudinaires, auxquelles le repos de la nuit est nécessaire, qui souffrent d'hémorrhoïdes et de l'uterus, d'asthme et de grands vertiges; ces voyageurs ne doivent point renoncer au sommeil de la nuit et s'exposer aux fatigues d'un voyage continue de plusieurs jours. Si les moyens ne permettent point de prendre l'extra-poste, il ne reste qu'à louer un cocher et à se résigner à tous les désagrémens inhérants à cette manière de voyage. On se gardera bien de le louer pour de trop grandes distances, cela est d'autant moins nécessaire que dans chaque grande ville on trouve l'occasion de continuer sa route; on doit songer avant tout à faire ses conditions avec le cocher, afin qu'il n'arrive aucun changement arbitraire dans le voyage stipulé. Vu l'arrangement commode des logemens de Kissingen, où le comfortable a été prévu au gré des voyageurs, il est inutile de se pourvoir de beaucoup d'effets, à l'exception des habits, du linge, d'un porte-feuille, contenant le passe-port, les lettres de crédit, la lettre du médecin avec le récit de la maladie et la bourse; voilà tout ce qu'il faut. Le passe-port, d'après les arrangemens actuels, est indispensable; j'ai connu l'été passé deux malades qui étant partis sans passe-port furent retenus dans les villes voisines, jusqu'à ce qu'ils se fussent procuré un passe-port de leur pays. Celui qui veut à son retour de Kissingen faire une excursion hors de l'Allemagne fera bien de se faire délivrer un passe-port non seulement de ses autorités respectives, mais encore d'en demander un au ministère qui soit signé de tous les embassadeurs des cours des divers états qu'il veut parcourir. Si on n'a pas eu recours à ce moyen, il faut en passant par la première résidence s'addresser à l'embassadeur accrédité; on courrait risque sans cela d'avoir de grands désagrémens. Il ne faut pas non plus mettre le passe-port au fond des malles, car on est souvent forcé de l'exhiber où on y pense le moins. Le visa du passe-port est en chaque lieu obtenu par le domestique de l'auberge et ne dérange nullement le voyageur. On doit s'accoutumer à bien garder son passe-port pendant tout le voyage et ne jamais s'exposer au désagrément de le perdre. Celui qui a perdu son passe-port ressemble a cet homme des poésies d'Hoffmann qui en perdant son ombre perdit toute l'importance de son être.

Pour ce qui a rapport aux frais du voyage je conseille à quiconque se propose de visiter un bain éloigné, de se munir de l'argent nécessaire à ses besoins et même un peu plus. S'il est nécessaire d'être préparé à tous les événemens, c'est assurément dans un bain; on fera donc bien de se pourvoir pour Kissingen non seulement d'argent comptant, mais encore au besoin de se faire accréditer soit à Francfort sur-le-Mein, soit à Munich ou à Wurzbourg. Pour les étrangers les MM. M.-A. de Rothschild et fils, les frères Bethmann, Jh. Fréd. Gontard et fils, Guill. Mumm & co., Sylv. Sichel à Francfort sur-le-Mein, E. de Eichthal à Munich et à Wurzbourg M. Grég. Öhninger sont ceux, chez lesquels le crédit ouvert sera honoré avec la prévenance et la politesse la plus affectueuse. On acquitte aussi chez M. Bolzano à Kissingen toutes espèces de lettres de change et de crédit, on peut aussi dans son comptoir changer or, argent et billets du trésor, et vendre pour un modique intérêt des papiers d'état d'après le cours de Francfort. Les voyageurs de Russie venant aux bains ont été jusqu'à présent directement accrédités par M. Stieglitz & co. à St. Pétersbourg et M. Brandenbourg à Moscou chez les frères Bolzano. Du reste les étrangers peuvent en tout cas s'addresser au fermier, M. Bolzano se charge avec empressement aussi bien de procurer des logemens dans l'édifice appellé *Curhaus* que des logemens particuliers.

Celui dont les besoins se réduisent dans ses foyers à peu de chose, qui vit loin du trouble de la vie des bains et qui peu ébloui de l'éclat et de l'appât d'un prix modique ne se laisse point aller au désir de faire d'inutiles achats, acquerra à la fin de la cure la conviction, que Kissingen est un lieu où l'on vit à bon marché, et que l'avantage qu'il a pour les étrangers c'est qu'on peut y dépenser toute espère d'argent au meilleur cours possible. On y voit peu d'argent de convention, ce qu'on trouve le plus souvent dans cette monnaie ce sont les *Zwanziger* et des couronnes dans leurs divisions. Les écus de Prusse, tant en Argent qu'en billets du trésor sont ici la monnaie la plus fréquente; du reste toute espèce d'argent a ici cours, de même on voit ici des pièces d'or, d'argent et de la petite monnaie qui sont prises sans contestation et ordinairement à un prix plus élevé. En donnant un écu de Prusse pour quelques tasses de café on me rendit sept pièces, qui toutes avaient une valeur differente et sur les quelles était le buste et l'inscription de sept potentats differents. Cela peut arriver tous les jours à Kissingen et personne n'y est embarrassé pour le cours, on interroge tout bonnement à l'étranger la valeur de la pièce, qu'il veut dépenser, et on la prend sans contestation pour le prix qu'il a fait lui-même. Il en est de même de l'or; tout ce qui est ducat passe à Kissingen pour 5 Florins 30 *Kreutzer*, le fréderic d'or sans différence de timbre sont de dix florins, le double de vingt florins; il est donc tout-à-fait impossible d'être à Kissingen dans l'embarras avec son argent comptant; il n'y aurait qu'un dénuement total qui pourrait mettre l'étranger dans une position pénible, et cela aurait-il lieu, je suis entièrement convaincu qu'avec la prévenance et l'affabilité qui distinguent les habitans de Kissingen la franchise et la confiance ne manqueraient point d'être secourues dans un cas imprévu et innocemment arrivé. Un commerce plus intime avec plusieurs des habitants de Kissingen m'a donné cette bonne opinion et le souvenir m'en sera toujours agréable pendant le reste des jours que j'ai encore à vivre. Puissent ceux qui chercheront à la source du Rakoczi le rétablissement de leur santé, le trouver comme ils le désirent, et conserver en même temps un si agréable souvenir.

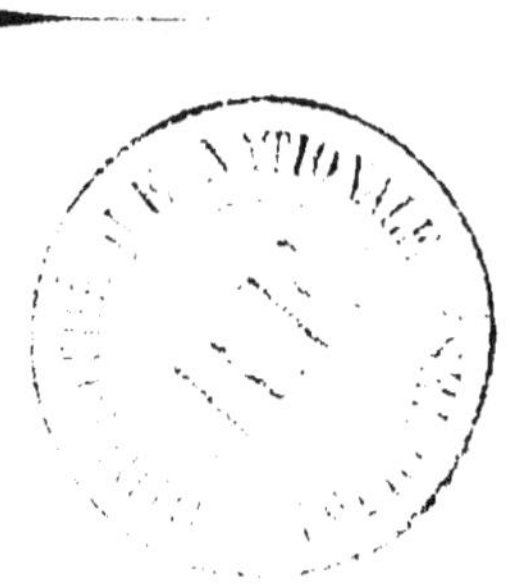

BRESLAU. — IMPRIMERIE DE GRASS, BARTH & COMP.